麻醉科住院医师规范化培训模式探索与实践

孙建良　程　远　　主编

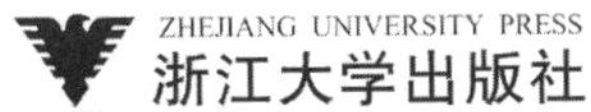

图书在版编目（CIP）数据

麻醉科住院医师规范化培训模式探索与实践 / 孙建良，程远主编. —杭州：浙江大学出版社，2019.10
ISBN 978-7-308-19495-2

Ⅰ. ①麻… Ⅱ. ①孙… ②程… Ⅲ. ①麻醉学－医师－培养模式－研究 Ⅳ. ①R614

中国版本图书馆CIP数据核字（2019）第185559号

麻醉科住院医师规范化培训模式探索与实践
主编　孙建良　程　远

责任编辑　张　鸽
文字编辑　殷晓彤
责任校对　董齐琪　王安安
封面设计　黄晓意
出版发行　浙江大学出版社
（杭州市天目山路148号　邮政编码310007）
（网址：http://www.zjupress.com）
排　　版　杭州兴邦电子印务有限公司
印　　刷　浙江省良渚印刷厂
开　　本　880mm×1230mm　1/32
印　　张　10.25
字　　数　239千
版 印 次　2019年10月第1版　2019年10月第1次印刷
书　　号　ISBN 978-7-308-19495-2
定　　价　49.00元

《麻醉科住院医师规范化培训模式探索与实践》
编　委　会

名誉主编　马胜林　林能明

主　　编　孙建良　程　远

副 主 编　陈淑萍　习建华　温小红　王　屹　朱　瑾　高虹霞

编　　委（按姓氏拼音排序）

陈淑萍　陈　苑　程　远　邓　芳
贺昌林　胡　昉　金芊芊　金孝梁
李庆华　鲁金钢　罗　颖　沈建秋
施海滨　寿红艳　孙建良　陶　凡
陶守君　王丽华　习建华　夏菊荣
谢　鹃　叶　雯　易东音　俞　良
俞正伟　张洪海　赵红梅　郑洁萍
周　蓉　周小莲　卓　华

序

住院医师规范化培训(简称住培)是我国现有的医学继续教育方式中一条非常有效的提高临床医师临床实践能力的途径,也是深化医学教育改革和医药卫生体制改革的重要举措,是医学专业人才培养工作的重要组成部分。

1993年,中华人民共和国卫生部印发了《关于实施临床住院医师规范化培训试行办法的通知》,标志着我国住培工作的正式开始。随着社会经济的快速发展和医学的不断进步,为了适应新的医疗改革形势,并与国际接轨,国家卫生和计划生育委员会(简称国家卫计委)先后出台了《关于建立住院医师规范化培训制度的指导意见》(国卫科教发〔2013〕56号)、《住院医师规范化培训管理办法(试行)》(国卫科教发〔2014〕49号)、《住院医师规范化培训招收实施办法(试行)》和《住院医师规范化培训考核实施办法(试行)》(国卫办科教发〔2015〕49号)等文件。这些文件成为我国开展住培工作的纲领性文件。

作为浙江省首批国家级住院医师规范化培训基地之一，杭州市第一人民医院（浙江大学医学院附属杭州市第一人民医院）是国内较早开展住培工作的教学医院，一直以来非常重视对医学生和临床医生的教育和培养。孙建良教授带领组织编写的《麻醉科住院医师规范化培训模式探索与实践》，将他们多年来实施麻醉科住院医师培训的探索历程、实践经验和管理理念，进行了系统的概括和总结，为读者呈现出了较为完整的麻醉科住院医师规范化培训方案和实施细则，可以说是凝聚了全科的智慧和心血。

《麻醉科住院医师规范化培训模式探索与实践》一书各章节的编写条理清晰，从管理制度与规范的制定、培训方案及实施细则的编撰以及培训过程的实施等方面进行了系统阐述。特别是将分层教学理念体现在住培医师轮转计划的安排中，创造性地提出了“三三三”概念，即建立“三年三维度三阶段”的培训模式，在三年的轮转周期中，将临床工作安排、临床实践能力培养、理论学习等三个维度的内容进行了详细的安排，并按照年度分为“初级、中级、高级”三个阶段，进行分层教学。该培训模式对各大医院特别是地市级医院开展住培工作具有一定的借鉴、启发和指导作用。

千里之行，积于跬步。相信《麻醉科住院医师规范化培训模式探索与实践》一书的出版发行，将为麻醉学各培训基地的住培医师、带教老师和管理人员提供可以参考的标准和规范；也希望这部专著能起到抛砖引玉的作用，吸引更多专家学者参与到麻醉科住院医师规范化培训工作中来，为麻醉学基地的住培工作献计献策！

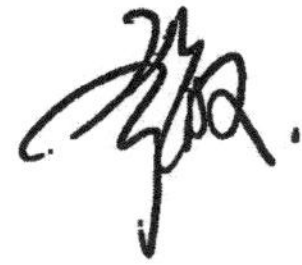

浙江省医学会麻醉学分会主任委员
浙江省麻醉质量控制中心常务副主任
浙江省住院医师规范化培训麻醉科专业质量控制中心主任
浙江大学医学院附属第二医院麻醉手术部主任

2019年8月1日

前　言

时代的发展以及医学新理论、新技术的不断涌现，要求临床医生必须经过一个继续职业发展（continuous professional development，CPD）的过程，住院医师规范化培训正是顺应时代发展的要求，而如何提高住培工作的成效就显得尤其重要。

麻醉学是以监测、调控和支持病人基本生命功能为主要手段，集临床麻醉、危重病人监测治疗、疼痛诊疗、体外循环、医学教育和科学研究于一体的临床专科，也是与其他临床学科密不可分的综合学科。目前麻醉专业的住培工作还存在一些不足，如何更好地、系统地培训麻醉专业的住培医师，改进目前培训中存在的不足，是我们必须要解决的问题。

杭州市第一人民医院是一家具有96年悠久历史的综合性三级甲等医院。1989年，开始逐步开展住培工作；2011年，成为浙江省首批住培基地；2014年，成为浙江省首批国家级住培基地，目前设有包括麻醉学在内的19个专业方向。为做好麻醉学专业的住培工作，保证培训质量，我院麻醉科成立了麻醉学专业基地教学工作组，形成了由科主任全面负责、分管副主任主要负责、培训秘书协助管理、麻醉科全体成员共同参与的团队管理与培训模式。

围绕原国家卫计委颁布的《住院医师规范化培训内容与标准(试行)》，结合浙江省和本基地的实际情况，我们制订了针对不同专业、不同层次住培医师的分层培训方案与实施细则，尤其在麻醉专业住培医师的培养中，提出了麻醉科住培的“三三三”概念，开创了“三年三维度三阶段”的培养模式，着重于培养住培医师的临床、科研和教学能力。并且通过全程的评价，特别是引入“形成性评价”这一评价方法，提升了培训质量。近年来的实践证明，该培养模式符合实际需要，得到了住培医师和指导老师的好评。

本书针对目前麻醉科住培工作中存在的问题，结合我院的实际工作情况，从管理制度与规范的制定、培训方案及实施细则的编撰以及培训过程的实施等方面进行了系统的探讨。内容来自我院麻醉科住培专业基地日常工作，是近几年来实践工作的系统总结，具有较强的可操作性和执行性，可以给兄弟医院提供一定的参考。住院医师规范化培训医师(以下简称住培医师)也可以通过本书内收录的文件，了解国家的相关住培政策，熟悉麻醉科的医疗管理制度，熟悉住培各阶段的学习内容和考核标准，迅速掌握各项技能和基本规则。

我们所做的工作是对新型住培模式构建的一种探索，编写此书既是为起到抛砖引玉的作用，也为各医院的麻醉科住培工作拓展思路、提供借鉴，希望对全国性的麻醉科住院医师规范化培训模式的构建和成熟做出应有的贡献。由于我们的实践时间与知识水平有限,本书内容中的缺点和错误在所难免,恳请广大读者批评指正。

孙建良 程 远

2019年8月18日

目 录

第一章
管理制度与规范

根据国家卫生和计划生育委员会(简称国家卫计委)《关于建立住院医师规范化培训制度的指导意见》(国卫科教发〔2013〕56号)、《住院医师规范化培训管理办法(试行)》(国卫科教发〔2014〕49号)、《住院医师规范化培训招收实施办法(试行)》和《住院医师规范化培训考核实施办法(试行)》(国卫办科教发〔2015〕49号)的文件精神,结合浙江省杭州市第一人民医院的实际情况,经麻醉科住培教学工作组讨论决定,特制定杭州市第一人民医院麻醉科住院医师规范化培训基地(科室)管理制度、麻醉科住院医师规范化培训医师(以下简称住培医师)轮转管理办法、基地(医院)住院医师规范化培训工作小组岗位职责、麻醉科住培医师管理人员及师资岗位职责、麻醉科住院医师规范化培训师资管理方案、麻醉科医学教育工作组架构及住培医师轮转流程,请相关人员遵照执行。

第一节　麻醉科住院医师规范化培训基地（科室）管理制度

一、入科教育制度

（一）麻醉科入科教育

麻醉科入科教育每月进行1次，在每月的第一周进行。非麻醉专业住培医师的入科教育在第一个工作日的上午进行，麻醉专业住培医师的入科教育内容较多，分多次在入科后的第一周内完成。

（二）主要形式

1. 基地主任或分管住培工作的副主任针对科室概况、各类管理制度、住培内容及要求、出科考核等内容进行系统讲解。

2. 住培教学秘书针对麻醉科日常工作流程、手术室内部功能区分布情况、麻醉科各亚单位（麻醉准备室、预麻室、麻醉后恢复室、麻醉药房、耗材库房等）分布情况进行介绍并带领至实地参观熟悉。

3. 住院总医师针对手术麻醉信息系统内电子麻醉单、电子病历系统内的麻醉前评估单和麻醉知情同意书的内容进行培训。

4. 麻醉专业住培医师的入科教育还涵盖仪器、设备的使用等方面的内容。

5. 麻醉科住培医师在入科教育结束后完成反馈测试。

（三）参加人员

所有当月进入麻醉科轮转的住培医师（包括麻醉专业及非麻

醉专业)。

(四)登记审核

每次入科教育均需人员签到并做培训记录,由教学秘书负责审核并存档。

二、考勤及请假制度

1. 严格按照医院规定时间上下班。由住院总医师负责安排住培医师,并写入手术排班表,住培医师的出勤情况由当日手术的上级老师进行确认和监督。

2. 上白班的住培医师工作日7:55在麻醉科大办公室参加早交班。

3. 严格执行请假制度,并将请假情况作为出科考核的依据。

(1)请假1天,由科室带教老师审批有效。具体方法:向住院总医师申请,并告知带教老师。

(2)请假2~3天,由科主任、教学秘书审批有效。具体方法:上交经科主任或分管副主任签字的书面请假条,由住院总医师进行科室备案。根据具体请假时间由住院总医师安排请假住培医师在周末进行补上班。

(3)请假4~9天,由教学秘书、科主任、科教科审批有效。具体方法:上交经科主任或分管教学副主任签字的书面请假条,并由科教科批准、备案。

(4)请假9天以上,由规培科室、科教科、派出单位同意后交培训基地审批,同时,该月的轮转科室须补轮。

(5)审批程序结束后,原件交科教科,复印件交科室。凡未交书面请假条或销假回执单者,视为请假、销假均无效。凡未经准假，擅自离岗者，按违纪处理；情节严重者，给予通报批评直至取消住培资格。

书面请假流程：登录医院内网→“科教管理”→“下载专区”→“请假单”，提出请假申请，并按照请假时间办理请假审批流程。

三、 疑难病例讨论制度

（一）疑难病例讨论时间

每周1次，一般在周一16:00—17:00进行。

（二）主要形式及流程

由1名高年资主任医师总负责，由1名麻醉专业住培医师挑选日常工作中遇到的1～2例疑难病例进行讨论。具体流程如下。

1. 住培医师汇报病历，描述并分析患者的症状、拟施手术、术前一般情况、辅助检查情况等，做出初步的麻醉计划。

2. 由一位主治医师进行进一步的分析、补充，着重于麻醉前的评估、麻醉计划的制订思路，并指导住培医师为完善麻醉前评估提出所需的进一步检查计划和方案；再由一位具有高级职称的医师发表意见和见解，并进行临床思维指导。

3. 由总负责的高年资主任医师进行点评、总结。

（三）参加人员

所有住培医师、进修医师和实习医师。

（四）登记审核

每次参加疑难病例讨论的人员均需签到并进行登记，由教学秘书负责审核并存档。

四、基本技能培训制度

（一）培训时间

麻醉科基本技能培训每2周1次，时间为每月第1周和第3周周四的14:00—15:00。

（二）主要形式及流程

由1名带教老师进行模拟人气管插管培训、心肺复苏培训和腰麻操作培训。具体流程如下。

1. 模拟人气管插管培训。首先由带教老师根据《浙江省住院医师规范化培训气管插管考核标准》，对气管插管流程进行讲解，并就评分细则进行解读，然后按照标准流程进行操作演示。住培医师进行实际操作，带教老师点评并指导，及时纠正住培医师的不规范之处，最后进行模拟测试并评分，此分数仅供参考，不记入住培医师档案。

2. 心肺复苏培训。具体流程同上。

3. 腰麻操作培训。具体流程同上。

（三）参加人员

所有当月来科室报到的住培医师，其他人员不作硬性要求。

（四）登记审核

每次参加基本技能培训的人员均需签到并做培训记录，由教学秘书负责审核并存档。

五、教学查房制度

（一）教学查房时间

麻醉科教学查房每月1次，定于每月第2周周三的14:00—15:00进行。

（二）主要形式及流程

由主查教师带队查房，针对一个病例，就一至数个关注点展开提问及讨论。

具体流程及相关记录、考评表格见附录1.1。

麻醉科教学查房的意义：由带教老师结合病例有层次地设疑提问，培养住培医师独立思考问题、独立处理麻醉过程中各种问题的临床思维能力和临床实践能力，促进住培医师把书本知识转变成实际临床工作能力；结合理论知识，合理教授专业英语词汇，介绍医学新进展，并指导住培医师阅读有关书籍、文献等参考资料。教学相长，临床医师的教学水平和临床工作能力也可以进一步得以提高。我科一般采用标准化患者（standard patient，SP）形式进行教学查房。

（三）参加人员

所有当月在科室的住培医师（包括麻醉专业及非麻醉专业）、实习医师、本科室住院医师、研究生、主治医师、教学秘书等。

（四）登记审核

每次参加教学查房的人员均需签到并做培训记录，由教学秘书负责审核并存档。

六、小讲课制度

（一）小讲课时间

麻醉科小讲课每周2次，定于每周周二和周四7:30—7:55进行。

（二）主要形式

1. 由本院主治医师及以下职称医师讲课。首先，由主讲医师预先准备好题目并制作PPT。其次，组织本院主治医师及以下职称医师和当月在麻醉科轮转的住培医师集中上课。最后，由一名具有高级职称的医师就本次授课内容进行补充、提问和总结。

2. 由麻醉专业住培医师讲课。首先，由主讲的住培医师预先准备好题目并制作PPT。其次，组织本院主治医师及以下职称的医师和当月在麻醉科轮转的住培医师集中上课。最后，由一名具有高级职称的医师就本次授课内容进行补充、提问和总结。同时要求讲课的住培医师的专业导师对其讲课题目的拟定、PPT制作及讲课技巧进行全程指导。

（三）参加人员

所有当月在科室的住培医师（包括麻醉专业及非麻醉专业）、本科室副主任医师以下职称医师、实习医师。

（四）登记审核

每次参加小讲课的人员均需签到并做培训记录，由教学秘书负责审核并存档。

七、大讲课制度

（一）大讲课时间

麻醉科大讲课每2周进行1次，时间为每月第1周和第3周周五的7:30—7:55。

（二）主要形式

由本院主治医师及以上职称医师讲课。讲述内容为麻醉专业最新发展动向、前沿知识及其他临床有需求的内容，旨在提高下级医师的业务水平。

（三）参加人员

所有当月在科室的住培医师（包括麻醉专业及非麻醉专业）、进修医师、实习医师及所有当日在岗的本科室医师。

（四）登记审核

每次参加大讲课的人员均需签到并做培训记录，由教学秘书负责审核并存档。

八、麻醉病历书写及审阅制度

为加强麻醉记录单记录的规范性、提升麻醉前评估水平，特制定麻醉病历书写及审阅制度。

每位麻醉专业住培医师每个月提交1例其认为具有典型性、有临床借鉴意义的病例，打印1份麻醉术前访视单和麻醉记录单，麻醉记录单内容最好能体现带教老师对其的指导。两份文档装订后交于麻醉科医学教学工作组指定老师处，由该老师进行审阅、点评并记录存档。

九、住培基地联合体集中授课制度

（一）集中授课时间

住培基地联合体集中授课每月1次，定于每月最后1周的周六13:00—17:00进行。

（二）主要形式

根据《住院医师规范化培训内容与标准（试行）麻醉科培训细则》要求讲授的40个授课题目，以及我科住培医师的实际需要，增加10个题目，共拟定50个授课题目。由本院以及住培基地联合体其他医院的主治医师及以上职称医师讲课。由主讲医师预先准备好题目并制作PPT，麻醉科医学教学工作组组织和集中住培基地联合体各家医院麻醉专业的住培医师后进行讲解，当日轮值的教学秘书主持整个教学过程的提问和总结。

（三）参加人员

所有住培基地联合体各家医院麻醉专业的住培医师、进修医师、实习医师均需参加，并鼓励当月在本科室轮转的非麻醉专业住培医师参加。

（四）登记审核

每次参加住培基地联合体集中授课的人员均需签到并做培训记录，由教学秘书负责审核并存档。

十、出科考核制度

（一）出科考核时间

出科考核一般在每月的最后1周进行。

（二）主要形式

参照国家《住院医师规范化培训内容与标准（试行）》总则和《住院医师规范化培训内容与标准（试行）》细则，分为以下几种考核方式。

1. 日常表现：占20分，由带教老师完成打分，教学秘书、科主任分别签字。

2. 日常考核：占20分，读书报告（文献综述）由专业导师批阅，其余由带教老师根据考核表评分。

3. 出科考试：占60分，分为操作考试和理论考试，由科室教学秘书负责组织，专业基地出科考核小组参与考核。操作考试时间为住培医师在我科学习的最后一周的最后1～2天（如遇节假日则提前），由教学秘书组织操作考试。操作考试内容为气管插管和腰椎穿刺，由3位老师进行打分，考卷一式2份，1份交科教科，1份科室内存档。考试地点为麻醉科预麻室，在同一天组织理论考试。

（三）组织与实施

出科考核实行基地主任负责制，由专业基地考核小组负责实施。考核小组成员包括1名考核小组组长（需为副主任医师及以上职称医师）和2名成员（需为主治医师及以上职称医师）。

参加考核的人员为所有当月出科的住培医师（包括麻醉专业及非麻醉专业）。非麻醉专业住培医师在出科前一周，须向带教老师提出“出科考核申请”；麻醉专业住培医师在出科前半个月，须向带教老师提出“出科考核申请”；轮转超过6个月未出科的，须组织阶段考核。

出科考核成绩记录在住培医师个人培训档案中；根据“杭州

市第一人民医院住院医师规范化培训优秀住培医师评选及奖励办法”,出科考核成绩占相应权重;出科考核不合格者,可补考1次,补考仍不合格者,由科教科记录在案,重新进行相应学科的轮转,并取消当年度优秀住培医师的评选资格。

(四) 登记审核

每次出科考核由3位考官进行考核并在评分表上签字,由教学秘书负责审核并登记存档。

十一、住培基地联合体定期集中考核制度

(一) 集中考核时间

集中考核一般每半年1次,由医院科教科安排大致的时间,具体时间由科室确定,提前1～2周通知到住培基地联合体各家医院麻醉科。

(二) 主要形式

理论考试笔试题目均从题库中随机抽取,在技能中心的计算机房以在线形式进行考试。

(三) 参加人员

住培基地联合体各家医院正在进行培训的麻醉专业住培医师。

(四) 登记审核

每次考核由本院麻醉科教学秘书负责监考,计算机在线打分,教学秘书负责最后的审核和登记存档。

第二节　麻醉科住院医师规范化培训医师轮转管理办法

一、住培医师类别

1. 根据住培医师的来源，分为本院在职住培医师、外院市本级单位住培医师、外院非市本级住培医师、本院研究生以及社会人(以下称社会人住培医师)等。

2. 根据住培医师的二级学科专业分类，分为麻醉专业住培医师和非麻醉专业住培医师(如进入麻醉科轮转的外科、骨科、急诊科、妇产科、耳鼻喉科等科室的住培医师)。

二、轮转计划及工作岗位时间安排

住培医师培训期限和培训计划按照浙江省卫生计生委的相关规定制订，总轮转计划及工作岗位安排严格按照科教科制订的轮转计划进行，不得自行更改及变动，由于个人情况需要更改的必须提前向科教科提出书面申请，由科教科批准后再统一协调安排。培训基地、派送单位在培训期间不得无故终止、中断培训医师的住院医师规范化培训。如有特殊原因需终止培训或更改培训基地，住培医师必须在终止培训前1个月提交终止培训或更改培训基地申请书。

(一) 非麻醉专业住培医师培训时间安排

1. 轮转时间1个月：临床麻醉3周(若其为手术科室住培医师，则安排其本专业手术的临床麻醉1周)、麻醉后恢复室3天、手术室外麻醉2天,其余时间机动安排。

2. 轮转时间2个月:临床麻醉6周(若其为手术科室住培医师,则安排其本专业手术的临床麻醉2周)、麻醉后恢复室1周、手术室外麻醉1周,其余时间机动安排。

3. 轮转时间3个月:临床麻醉9周(若其为手术科室住培医师,则安排其本专业手术的临床麻醉3周)、麻醉后恢复室2周、手术室外麻醉1周,其余时间机动安排。

(二)麻醉专业住培医师培训时间安排

按相应阶段的轮转计划和具体要求进行轮转,参照麻醉科住院医师规范化培训方案及实施细则,按轮转周期分为3年和2年两种方案。

1. 轮转时间3年:一般为临床麻醉各亚专科及疼痛科、重症监护病房(intensive care unit,ICU)等科室共25个月,麻醉相关科室(如心内科、呼吸科、急诊科、放射科、心电功能科等)8个月,机动3个月。

2. 轮转时间2年:一般为临床麻醉各亚专科及疼痛科、ICU等科室共19个月,麻醉相关科室(如心内科、呼吸科、急诊科、放射科、心电功能科等)5个月。

三、考勤及请假制度

1. 严格按照医院的作息时间按时上下班,具体出勤安排由住院总医师负责,每天均排入手术排班表,出勤情况由当日手术的上级老师进行确认及监督。

2. 上白班的住培医师工作日7:55在麻醉科大办公室参加早交班。

3. 严格执行请假制度,并将请假情况作为出科考核的依据。

(1) 请假1天,由科室带教老师审批有效,具体方法:向住院总医师申请,并告知带教老师。

(2) 请假2~3天,由科主任、教学秘书审批有效,具体方法:上交经科主任或分管副主任签字的书面请假条,由住院总医师进行科室备案。根据具体请假时间由住院总医师安排请假住培医师在周末进行补上班。

(3) 请假4~9天,由教学秘书、科主任、科教科批准有效,具体方法:上交经科主任或分管教学副主任签字的书面请假条,并由科教科批准及备案。

(4) 请假9天以上,由规培科室、科教科、派出单位同意后交培训基地审批,同时这个月的轮转科室请假人员须补轮。

(5) 审批程序结束后,原件交科教科,复印件交科室。凡未交书面请假条或销假回执单者,视为请假、销假均无效。凡未经准假、擅自离岗者,按违纪处理;情节严重者,给予通报批评直至取消培训资格。

书面请假流程:登录医院内网→“科教管理”→“下载专区”→“请假单”,提出请假申请,并按照不同请假时间的管理方法办理请假审批流程。

四、出科考核

出科考核指标主要包括考勤、日常工作完成情况及出科考核成绩等。

(一) 考　勤

考勤包括有无迟到、早退或脱岗等违纪情况。

（二）日常工作完成情况

1. 国家《住院医师规范化培训内容与标准(试行)》细则中规定的病例病种数量及基本技能操作数量。

2. 读书报告(文献综述)完成的情况。

3. 科内教学活动参加率。

4. “住院医师规范化培训登记手册”填写情况。

（三）出科考试

1. 出科考试时间与地点:一般在每月的最后一个工作日下午,在科室预麻室进行出科考试,遇节假日则提前。

2. 主要形式:分为理论考试和操作考试,由科室教学秘书负责组织,专业基地出科考核小组参与考核。操作考试:住培医师在我科学习的最后一周的最后1～2天,由教学秘书组织操作考试,考试内容为气管插管和腰椎穿刺,由3位老师进行打分,考卷一式2份,1份交科教科,1份科室内存档。

3. 组织与实施:出科考核实行基地主任负责制,由专业基地考核小组负责实施。考核小组包括考核小组组长1名(至少副主任医师及以上职称医师)和成员2名(至少主治医师及以上职称医师)。参加人员:所有当月出科的住培医师(包括麻醉专业及非麻醉专业)。

4. 登记审核:每次出科考核由3位考官进行考核并在评分表上签字,由教学秘书负责审核并登记存档。出科考核成绩被纳入住培医师个人培训档案中;根据“杭州市第一人民医院住院医师规范化培训优秀住培医师评选及奖励办法”,出科考核成绩占相应权重;出科考核不合格者,参加补考1次,仍不合格者,科教科将记录在案,重新进行相应学科的轮转,并取消当年度优秀住培医师评选资格。

第三节　基地(医院)住院医师规范化培训工作小组岗位职责

一、住院医师规范化培训工作领导小组职责

住院医师规范化培训工作领导小组负责对医院住院医师规范化培训工作进行指导、协调、研究、评估和监督,定期召开会议,讨论、解决住培工作过程中的问题,健全相应的管理制度。

1. 科教科职责:在分管院长领导下,科教科主要负责住院医师规范化培训工作,下设住院医师规范化培训基地办公室,负责住院医师规范化培训的日常管理工作及各职能部门住培相关工作的总体协调;及时传达上级行政主管部门的政策、医院领导小组及专家委员会的意见和建议。做好住培医师培训过程的管理;督促专业基地教学计划的实施;组织住培医师的全院性业务学习和临床实践技能培训及考核工作,定期对住培专业基地的教学工作进行检查。做好师资管理,严格执行双师共管模式,做好师资库的遴选、培训、考核、评估等管理工作。组织并承担住培医师年度考核及结业考核考务工作。建立并推进住培工作信息化管理。

2. 人事科职责:提供本年度新招录住培医师信息,负责本院住培医师的考勤、工资、福利、绩效考核等方面工作,负责基地师资的绩效考核。

3. 医务科职责:负责住培医师执业医师资格考试前培训,以及组织考试报名、资格认证和注册;负责住培医师医疗文书书写的权限审核、认定;落实各项医疗制度;对住培医师引起的医疗纠

纷、差错或事故，提出相应的处理意见。

4. 质量管理科职责：负责住培医师的病历质量检查以及结业考核时大病历的抽查。

5. 总务科职责：负责住培医师食宿安排等后勤保障工作。

6. 设备科职责：负责相关教学设备的采购、招标等事宜。

7. 计算机中心：负责住培医师大病历书写权限的审核、开通；负责各培训学科医疗指标的数据采集统计和审核工作。

二、住院医师规范化培训工作督导组职责

督导组专家应充分发挥对医院教学质量的监督与指导作用。配合科教科教学管理工作，参加相关的会议，及时向科教科教学办反馈教学信息，提出合理化建议。参加科教科教学办组织的对理论授课的教学质量测评工作，随堂听课，抽查教师教案、多媒体课件，收集住培医师反馈意见，检查各项教学制度的执行情况。监督检查各教研室教学查房、操作实践考核等教学带教工作，并及时反馈检查结果，督促其改进提高。参与其他与教学有关的活动。

三、住院医师规范化培训工作专家组职责

住院医师规范化培训工作专家组主要为本院住培医师的培养计划的制订献计献策，并督促检查各学科住培医师培训计划、培训考核的执行情况。

四、住院医师规范化培训基地(医院)管理办公室职责

住院医师规范化培训基地（医院）管理办公室负责住院医师

规范化培训的日常管理工作。及时传达上级行政主管部门、医院领导小组及专家委员会的政策、意见和建议，按规定接收住培医师，做好住培医师的轮转计划，督促培训学科计划的实施。组织住培医师的全院性业务学习、临床实践技能培训及考核工作，定期对住培专业基地的工作进行检查。

五、临床技能模拟中心专家组职责

临床技能模拟中心专家组主持临床技能培训中心的培训考核工作。负责组织技能培训、教学任务的具体安排，制订技能培训的教学计划、规范内容，把好质量关。负责制定各专业技能考核评分标准，及时了解临床技能培训发展动态，做好中心的发展建设规划。组织检查技能培训，掌握教学计划的落实情况。深入教学实践，探讨教学规律，增强教学意识，反馈教学信息，解决实际问题，提高教学质量。

六、临床技能模拟中心管理办公室职责

根据临床技能模拟中心发展规划，组织制订并实施建设计划；组织制定各项管理制度，实行规范化管理。组织制订和实施仪器设备的购置与维修计划。组织制订发展规划及年度工作计划，并做好年度工作总结。组织业务学习，提高管理人员的业务水平及工作能力。检查督促本中心工作计划的执行、实施情况；检查、考核中心工作人员各项岗位职责的履行情况。协调与各相关部门的关系，开展落实各种计划和考核。

第四节　麻醉科住培管理人员及师资岗位职责

麻醉科专业基地（科室）成立住培教学工作组。专业基地（科室）主任担任住培教学工作组组长，为第一负责人；分管副主任担任副组长，负责具体工作的落实。住培教学工作组定期召开例会，解决实际问题，注重住培工作质量的持续改进。

一、麻醉科专业基地（科室）教学工作组组长岗位职责

麻醉科专业基地（科室）教学工作组组长，即麻醉科专业基地（科室）负责人职责如下。

1. 专业基地（科室）主任对本专业基地（科室）住培工作做好统筹协调、指导、研究、评估与监督工作，定期召开会议，制订本专业基地（科室）住培工作的年度计划；基于国家住培大纲及麻醉专业特点，制订本专业住培医师的培训计划及师资发展计划。

2. 负责管理本专业基地（科室）内所有住培医师及师资的准入、培训和考评工作。

3. 根据国家住培大纲对教学质量进行全程监督，促进培训质量的改进；讨论、解决住培工作过程中的问题。

4. 持续开展教学研究及人才优化建设。

5. 统筹专业基地（科室）考核题库、教学资源库建设，制订教学活动计划。

6. 及时总结本专业基地（科室）教学工作，负责推动住培联合体专业基地培训的同质化。

7. 本专业基地（科室）的住培医师和带教师资工作例会每半

年至少召开1次，解决实际问题；例会须有记录，并接受院级管理部门的随机抽查和年终检查。

二、麻醉科专业基地（科室）教学工作组副组长岗位职责

麻醉科专业基地（科室）教学工作组副组长，即专业基地（科室）教学主任的岗位职责如下。

1. 根据医院统一部署，在专业基地（科室）教学工作组组长的领导下开展教学工作，熟悉医院教学相关的各项制度和规定，协助基地教学工作组组长完成麻醉科专业基地（科室）住培管理工作。

2. 根据专业培训细则，拟定本专业的培训、考核实施细则，制订本专业基地年度教学工作计划和制作教学教案，并予以执行和总结。

3. 指导、安排和监督本专业基地（科室）内各亚专科做好各项日常教学工作，召集各亚专科教学主任会议，组织本专业基地（科室）师资培训、住培医师培训，定期召开住培医师座谈会，了解住培医师需求，帮助他们协调解决临床培训中的相关问题。同时做好教学活动的相关记录。

4. 落实本专业基地（科室）住培医师的入科教育和培训计划。

5. 严格把关培训质量，及时组织住培医师的出科考核，签署“住院医师培训出科考核申请表”。

6. 落实好本专业基地（科室）住培各项工作，负责上报本科室教学工作小组成员、教学秘书（原则上担任教学秘书工作时间不少于2年）及师资人员名单，明确各级人员的职责和分工；管理好师资队伍，做好师资的培训、考核等工作。师资和教学秘书因工

作需要变更的，需及时以书面形式上报科教科备案。

7. 积极配合科教科组织接受上级部门的检查考核，并落实检查结果的整改意见。

三、麻醉科专业基地（科室）教学工作组秘书岗位职责

麻醉科专业基地（科室）教学工作组秘书岗位职责如下。

1. 在工作组副组长的领导下开展工作，负责专业基地（科室）教学任务的沟通和落实，协助组长、副组长完成专业基地住培管理工作。

2. 负责本专业基地（科室）住院医师住培的日常工作，包括科室介绍、入科教育及住培医师信息登记，制定每月轮转住培医师的带教老师分配名单，督促带教老师及时完成带教住培医师的教学任务。落实住培医师的日常考核工作，包括考勤、工作量统计及教学活动参与情况等。组织考核小组对住培医师进行出科考核（含理论考核与技能考核）。签署“住院医师培训出科考核申请表”。

3. 搭建专业基地（科室）内部沟通平台，关注住培医师在工作和学习中遇到的问题，及时将问题反馈给基地（科室）主任，并尽可能地解决相关问题。

4. 认真做好本专业基地（科室）住培工作相关的原始资料整理与归档工作，包括科内病例讨论、业务学习、三级查房、教学查房、技能培训记录及浙江省住院医师规范化培训信息管理系统内的登录及审核工作等。

5. 积极参与教学优化；接受上级部门的教学检查考核，并具体落实检查结果的整改意见。

四、麻醉科专业基地(科室)带教老师岗位职责

麻醉科专业基地(科室)带教老师岗位职责如下。

1. 服从分管教学主任及教学秘书的统一安排,指导并督促住培医师完成培训大纲要求的培训内容;关注住培医师的思想、学习、工作和生活,注重培养住培医师的职业素养、专业知识、操作技能、临床思维、沟通能力及合作能力等。

2. 严格执行麻醉科工作制度,指导并督促住培医师认真做好手术患者的麻醉前访视以及手术中的麻醉管理工作,指导住培医师做好麻醉相关文书的书写和及时修正工作。

3. 根据学科自身及不同年级住培医师的特点,采取分层、多种教学方法,有意识地培养住培医师的表达能力、沟通技巧、临床思维能力、临床技能等。

4. 关注住培医师轮转培训期间的各方面表现,每月进行综合评价。注重住培医师医德、医风培养,随时关注住培医师的劳动纪律及思想动态。出科前负责审核住培医师轮转培训内容,包括规定病种、操作完成率及报告书写情况等,并客观地进行评分与反馈,提出建议。签署住培医师各项考核项目表及"住院医师培训出科考核申请表"。

5. 参与科室组织的教学活动,并督促住培医师积极参加。收集、整理并不断地更新教学病例库,丰富本专业基地(科室)的教学资源。及时发现教学中存在的问题并将其反馈给专业基地(科室)教学工作组,参与教学优化。

6. 及时完成"浙江省住院医师规范化培训信息管理系统"中住培医师的出科审核工作。

7. 在师资资格认定1年内须获得省级及以上“住院医师师资证书”，且每年参加医院或医院以上层面组织的师资培训至少1次，着重于新的教学理念、教学手段、教学方法及教学评价等教学能力的提升。

第五节　麻醉科住院医师规范化培训师资管理方案

一、总　则

住培师资的管理坚持以服务住培医师培训为宗旨，按照“数量充足、专业齐全、结构合理、素质优良、动态管理”的原则，不断提升师资带教质量与带教水平。住培师资是住院医师规范化培训工作的主要执行者。

二、遴选与认定

带教老师的筛选条件包括以下几个方面。

1. 具有良好的职业道德、严谨的治学态度、丰富的理论知识和临床实践经验，以及较好的教学和带教能力，并熟悉住院医师规范化培训的相关制度。

2. 具有本科及以上学历，并被聘任为卫生中级专业技术职称3年以上者；未满3年者须有市局级及以上科研项目立项1项或在一级期刊杂志发表论文(教学论文不限杂志级别)1篇及以上。

3. 已参加卫生行政部门组织的师资培训，并获得“浙江省住院医师规范化培训师资合格证书”。

4. 正高级职称人员可直接被聘任为住培师资(全科医师除外),但必须符合第一项条件。

5. 获得“浙江省住院医师规范化培训师资合格证书”,但仍未被聘任为中级专业技术职称者,表现突出的可申请助理住培师资,但必须符合第一项条件。

6. 符合上述条件的临床医师可申请住培师资,并可被纳入住培师资库。基地每年对住培师资库进行增补、调整、更新,确保住培师资的质量及数量。

7. 住培师资认定:经基地领导小组讨论批准后,由住培办公室发放住培师资资格证书。

三、过程管理

1. 医院作为国家级住院医师规范化培训基地和联合体牵头单位,需每年定期开展住培师资培训,对基地和联合体住培师资进行分批统一培训。

2. 住培师资承担本科室轮转的住培医师带教和日常教学任务,每位指导老师同期带教住培医师不超过2名。

3. 住培师资实行动态管理。住培师资任期为3年。住培办公室每年对住培师资进行年度考核,年度考核合格者将自动续聘。聘期内,1次年度考核不合格者,需重新参加住培师资培训,培训合格方能续聘;2次年度考核不合格者,将取消带教资格且近3年内不得申请成为住培师资。聘期内,未带教住培医师者,需重新申请认定;住培医师满意度调查反馈普遍较差者,将取消带教资格;带教过程中,出现重大违纪违规行为者,直接取消带教资格,并在近3年内不得申请成为住培师资。

四、权利与职责

1. 住培师资负责监督、管理住培医师的思想、学习和工作情况，注重住培医师道德素质、实践技能、理论知识、科研与教学能力等方面的培养，努力使住培医师达到国家住院医师规范化培训考核标准。

2. 住培师资应按照本专业基地（科室）住院医师规范化培训计划完成科室带教、小讲课、教学查房等相关教学任务。严格按照专业基地（科室）制订的轮转计划安排住培医师轮转，不得随意更改住培医师的培训计划、培训流程和培训内容，不得影响住培医师的正常轮转。

3. 住培师资须按时参加卫生行政部门和住培办公室组织的师资培训班，并积极参与本专业基地的授课带教任务以及相关培训、工作研讨、经验交流等会议，不断提高带教能力与带教水平。

4. 住培师资还须配合住培办公室进行有关培训讲义、课程大纲等教学资料的编写，并参与相关培训项目开发及培训课题的设计等相关教学工作。

5. 住培师资资格作为职称晋升聘任的重要条件之一。住培师资优先享有院校硕博士导师申请资格，优先享受人才项目推荐、科研项目申报、科技成果评奖等资格，优先享有国际和国内教学学术交流机会。

6. 助理住培师资只可协助住培师资带教，不具备独立带教资格。

五、考核与奖惩

1. 各科室根据“住院医师规范化培训指导老师教学质量评价

表（专业基地评价）"等，以教学工作量及完成质量为评价指标，在每年10月上旬进行1次年度评价，具体评价内容如下。

（1）住培医师考核

在住培期间，住培医师的日常考核内容是否保质保量完成；带教老师是否及时完成住培系统信息的审核；住培医师出科考核是否合格。

（2）教学活动

评价带教老师所参与的教学活动，如小讲课、教学查房、病例讨论、出科考核、技能培训及命题等，以教学秘书的留档和录入为准，由教学工作组根据教学质量进行综合评定。

（3）教学技能

教学查房由专业基地医学教学工作组安排，每半年开展1次；由教学工作组对带教老师的教学查房质量进行评价、记录。

2. 住培医师出科时对带教老师进行综合评价。关注医院科教科的微信公众号并注册，注册后可进入评价页面对带教老师进行评价。如果出现不合格的评价，科教科须及时反馈给专业基地。另外，还可在出科前根据附录1.2"住院医师规范化培训指导老师教学质量评价表（住培医师评价）"对自己的指导老师的教学质量进行评价。评价结果均作为师资绩效考核的重要组成部分。

3. 医院住院医师规范化培训工作督导组将不定期对各专业基地（科室）进行教学检查。对检查中发现带教能力、带教态度较差的住培师资，提出警告并限期整改；情节严重者，直接取消带教资格。

4. 医院住培办公室对住培师资进行年度考核。考核内容包括德、能、勤、绩、廉等；考核结果将汇总归档；考核结果分为优秀、良好、合格和不合格。年度考核结果将与带教津贴、绩效考核、职称晋升等挂钩。对于年度考核结果为优秀的住培师资，将给予相应表彰与奖励。对于在日常教学工作中因教师主观原因影响正常教学秩序及教学任务有效实施的，或造成严重的教学差错，甚至事故的，取消当年职称晋升以及评优、评先资格。

5. 成为住培师资的带教老师，按照住培师资经费相关文件享受住培带教津贴。对住培工作有特殊贡献者，将视具体情况给予特殊津贴。

第六节 麻醉科医学教学工作组架构及住培医师轮转流程

麻醉科医学教学工作组组长由专业基地（科室）主任担任，专业基地（科室）教学主任担任副组长，工作组秘书由科室教学秘书担任，麻醉科医学教学工作组成员包括数位核心教师。整个医学教学工作组带领科室师资团队和后备师资团队做好麻醉科的住培医师培训工作。麻醉科医学教学工作组架构见图1–1。

住培医师入科报到时，首先在教学秘书和住院总医师处登记信息。然后由科主任、分管副主任、教学秘书等进行入科教育。同时，教学秘书会给住培医师分配带教老师，然后由带教老师进行日常培训。住培医师的日常考核包括：考勤记录、麻醉病例完成数量、麻醉操作完成数量、参加教学活动数量等。分别由住院总医师和教学秘书进行考核记录。最后，由住培考核小组对住培医师进行出科考核。麻醉科住院医师规范化培训轮转流程见图1–2。

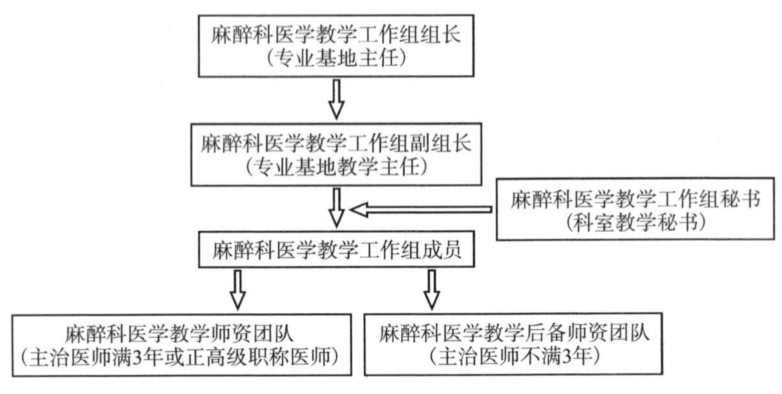

图1-1　麻醉科医学教学工作组架构

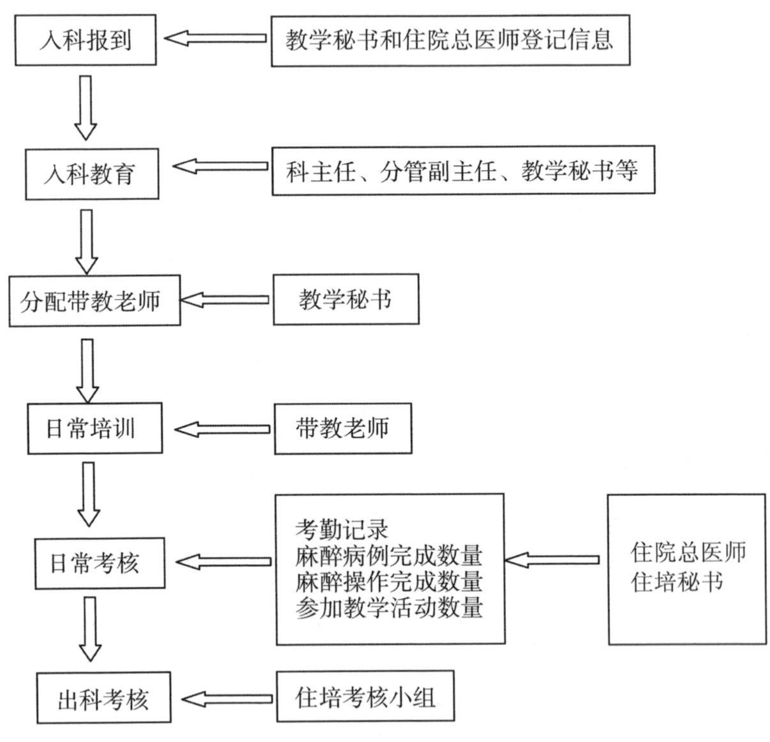

图1-2　麻醉科住院医师规范化培训轮转流程

第二章
培训方案及实施细则

为贯彻落实国家卫计委《关于建立住院医师规范化培训制度的指导意见》(国卫科教发〔2013〕56号)、《住院医师规范化培训管理办法(试行)》(国卫科教发〔2014〕49号)、《住院医师规范化培训招收实施办法(试行)》和《住院医师规范化培训考核实施办法(试行)》(国卫办科教发〔2015〕49号)、《浙江省住院医师规范化培训基地认定办法(试行)》和《浙江省住院医师规范化培训基地管理办法(试行)》(浙卫发〔2011〕68号)等文件精神,进一步促进住培工作规范化,提升培训质量,结合浙江省和浙江省杭州市第一人民医院实际情况,麻醉科住培教学工作组分别制定了针对麻醉专业住培医师以及非麻醉专业住培医师在麻醉科进行规范化培训的具体方案和实施细则。

第一节　非麻醉专业住培医师培训方案及实施细则

一、培训目标

严格贯彻执行国家卫计委《住院医师规范化培训内容与标准(试行)》的具体要求,强调对非麻醉专业(包括外科、骨科、急诊科、耳鼻喉科及妇产科等)住院医师进行基本理论、基本知识和基本技能的培训。具体目标根据不同专业而有所不同。

二、培训方法

麻醉科住院医师规范化培训方法按照浙江省杭州市第一人民医院科教科规定统一执行。麻醉科由1位分管教学的副主任专门负责安排、指导、督促住培医师的学习、工作及出科考试。日常培训实行指导老师负责制,包括医德医风、基本理论和基本技能培训等。

三、培训形式

(一)入科教育与岗前培训

1. 基地主任或分管住培工作的副主任针对科室概况、各类管理制度、住培内容及要求、出科考核等内容进行系统讲解。

2. 住培教学秘书针对麻醉科日常工作流程、手术室内部功能区分布、麻醉科各亚单位(麻醉准备室、预麻室、麻醉后恢复室、麻醉药房、耗材库房等)分布情况进行介绍并带领至实地进行参观熟悉。

3. 住院总医师针对手术麻醉信息系统内电子麻醉单的记录以及电子病历系统内的麻醉前评估单、麻醉知情同意书的内容进行培训。

（二）临床技能培训

在麻醉科带教老师的指导下，参与麻醉前评估、临床麻醉的实施及术后访视等。临床技能培训基本要求参照《国家执业医师考试大纲（技能操作部分）》及《浙江省住院医师规范化培训大纲》，不同专业要求不同，着重培养住培医师的临床思维能力、术前评估能力、无菌观念和技术，心肺脑复苏技能以及团队协作能力。

1. 外科专业住培医师在麻醉科的轮转期为2个月。

（1）轮转目的

掌握：麻醉学科的基本理论、基本内容和工作任务。

熟悉：常用麻醉方法的实施和管理，常用监测技术的临床应用；全麻、硬膜外麻醉、腰麻、骶麻、颈丛及臂丛麻醉等的适应证。

了解：各种麻醉的术前准备工作及心肺脑复苏技术；常见麻醉后合并症的处理原则；疼痛治疗的进展。

（2）基本要求

掌握：心电图、血压、脉搏、呼吸和体温的无创监测技术；动脉穿刺置管和深静脉穿刺技术；心肺脑复苏技术。

熟悉：蛛网膜下腔穿刺和硬膜外腔穿刺技术；术中麻醉管理；麻醉与手术的配合技巧；麻醉药使用的剂量、不良反应及处理原则。

了解：呼吸机的使用。

在上级医师指导下完成表2-1中的要求。

表2-1　麻醉科轮转学习的临床相关操作技术及例数要求(外科专业)

临床相关操作技术名称	最低例数
深静脉穿刺监测中心静脉压或动脉穿刺	5
术前访视病人并施行麻醉	30
正确书写麻醉记录和小结	20
椎管内麻醉	5
气管内插管全麻	10
麻醉科急诊夜班(次)	5
面罩给氧、机械通气	10

2. 骨科专业住培医师在麻醉科的轮转期为2个月。

(1) 轮转目的

掌握:气管插管技术、气管插管术难易程度的判断及快速气管插管的操作方法;各种麻醉的适应证。

熟悉:常用镇静镇痛药、肌肉松弛药的适应证、药物选择和使用方法;麻醉意外的紧急处理方法。

了解:全身麻醉、椎管内麻醉的适应证和并发症。

(2) 基本要求

在上级医师指导下完成表2-2和表2-3中要求。

表2-2　麻醉科轮转学习的管理内容及例数要求(骨科专业)

麻醉实施与管理内容	最低例数
局部浸润麻醉的管理	2
椎管内麻醉的管理	2
全身麻醉的管理	2
臂丛神经阻滞的管理	2

表2-3　麻醉科轮转学习的临床操作技术名称及最低例数要求(骨科专业)

操作技术名称	最低例数
周围神经阻滞术	2
托颌法(开放气道)	3
手法人工通气(利用麻醉机)	3
快速诱导气管内插管术	10
机械通气(麻醉呼吸机)	1
控制性低血压	1
经皮中心静脉穿刺置管	1

3. 急诊专业住培医师在麻醉科的轮转期为1个月。

(1) 轮转目的

掌握:气管插管技术、气管插管术难易程度的判断及快速气管插管的操作方法;各种麻醉的适应证。

熟悉:常用镇静镇痛药、肌肉松弛药的适应证、药物选择和使用方法;麻醉意外的紧急处理方法。

了解:全身麻醉、椎管内麻醉的适应证和并发症。

(2) 基本要求

在上级医师指导下完成表2-4和表2-5中要求。

表2-4　麻醉科轮转学习的实施与管理及例数要求(急诊专业)

麻醉实施与管理内容	最低例数
局部浸润麻醉的管理	2
椎管内麻醉的管理	6
全身麻醉的管理	6

表2-5　麻醉科轮转学习的临床操作技术名称及最低例数要求(急诊专业)

操作技术名称	最低例数
周围神经阻滞术	2
托颌法(开放气道)	10
手法人工通气(利用麻醉机)	5
囊-瓣-罩呼吸装置	5
快速诱导气管内插管术	10

(3)较高标准

1)急诊专业较高标准是在基本要求的基础上,完成表2-6中要求。

表2-6　麻醉科轮转学习的病种、临床知识和技能及最低例数要求(急诊专业较高标准)

麻醉实施与管理内容	最低例数
椎管内麻醉的实施	2
全身麻醉的实施	2
臂丛神经阻滞	2
机械通气(麻醉呼吸机)	5
控制性低血压	2
经皮中心静脉穿刺置管	2

2)外语、教学、科研等能力的要求:轮转期间有条件者完成专业外语文献读书报告或笔记1篇;协助临床教学(如理论课、实习课等)次数>1次;参与临床科研活动1次。

4. 耳鼻喉科专业住培医师在麻醉科轮转期为1个月。

(1)轮转目的

掌握:麻醉学基本理论;相关药物的药理学知识;临床麻醉和急救(心肺脑复苏)的基本知识。

熟悉:临床麻醉的基本操作技能及监测技术;术后患者呼吸

及循环功能改变的特点及常见的处理方法。

了解：术后危重患者（呼吸衰竭、电解质紊乱、酸碱平衡失调、心律失常、心力衰竭、休克、心肺脑复苏等）的处理。

（2）基本要求

在上级医师指导下，完成表2-7和表2-8中要求。

表2-7　麻醉科轮转学习的病种及例数要求（耳鼻喉科专业）

麻醉实施与管理内容	最低例数
气管内麻醉	10
腰麻、静脉麻醉	各5
颈丛、臂丛阻滞麻醉	各5
硬膜外阻滞麻醉	5

表2-8　麻醉科轮转学习的临床操作技术名称及最低例数要求（耳鼻喉科专业）

操作技术名称	最低例数
气管内插管	20
常用镇痛技术及术后镇痛技术	20
术中、术后监护（术后重危病人抢救）	各20

（三）教学活动

1. 基本技能培训

参考第一章第一节中“基本技能培训”的相关内容。

2. 小讲课

参考第一章第一节中“小讲课”的相关内容。

3. 大讲课

参考第一章第一节中“大讲课”的相关内容。

4. 疑难病例讨论

参考第一章第一节中“疑难病例讨论制度”的相关内容。

5. 杂志俱乐部

时间为每周四16:30—17:30;学习与交流的内容主要包括描述本专业领域的英文文献、科研培训以及国内外学术会议交流等的最新进展。

(四) 推荐书目与杂志

1. 麻醉学专著:全国高等学校麻醉专业本科教材《临床麻醉学》(第3版,郭曲练、姚尚龙主编)、国家卫生和计划生育委员会住院医师规范化培训规划教材《麻醉学》(刘进、于布为主编)。

2. 中英文杂志:《中华麻醉学杂志》《国际麻醉学与复苏杂志》、*Anesthesiology* 、*British Journal of Anesthesiology* 等。

四、考核与评价

(一) 日常考核

日常考核内容包括日常考勤与签到记录、参加培训课程与教学活动记录、参与施行麻醉例数、麻醉记录单质量评价及“住院医师规范化培训登记手册”填写情况等,轮转培训安排及工作要求见图2-1至图2-3。

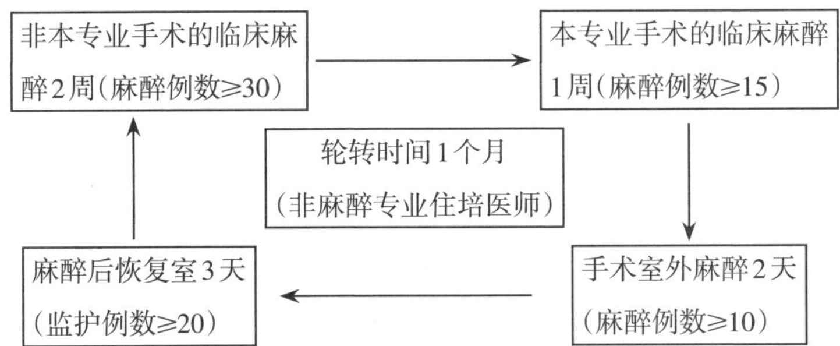

图2-1　非麻醉专业住培医师麻醉科轮转1个月的安排及工作量要求

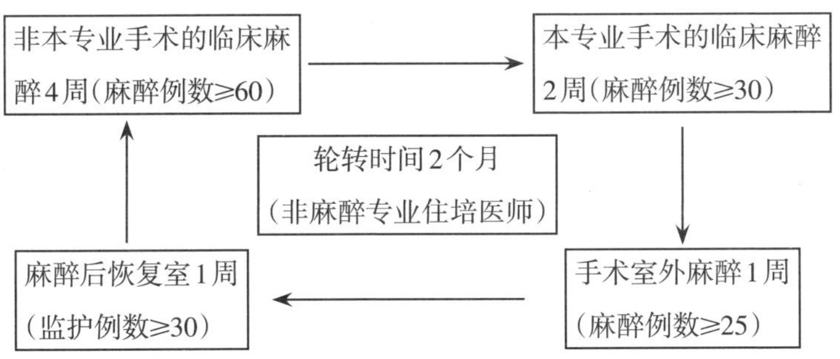

图2-2　非麻醉专业住培医师麻醉科轮转2个月的安排及工作量要求

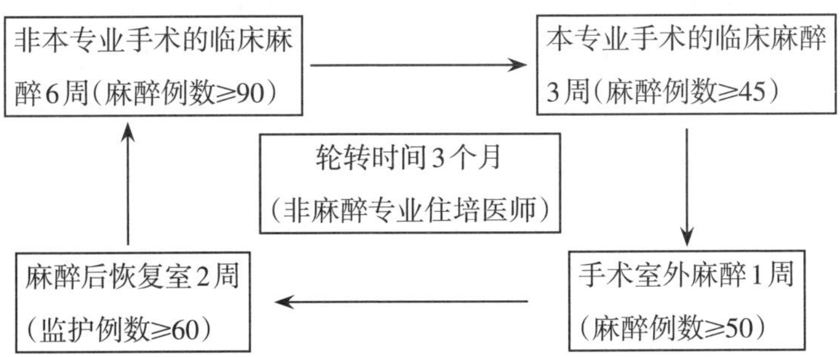

图2-3　非麻醉专业住培医师麻醉科轮转3个月的安排及工作量要求

（二）出科考核

1. 出科考核由科室考核小组执行，分管副主任、住培秘书和住院总医师必须参加。

2. 日常考核必须达到相应要求，才能申请出科考核。

3. 业务能力考核包括理论笔试及麻醉技能操作，理论笔试题目从题库里随机抽取，采用书面考试的形式；麻醉技能操作考试由三位老师进行评分。

4. 出科考核未能达到相关轮转计划要求的，允许补考一次。补考仍不合格的，不予以出科，必须重新轮转。

（三）其他考核与评价方法

1. 360度评价主要用于客观评价住培医师的人际交流能力和职业素质，如是否遵守医院规章制度、按时上下班等。这种客观评价将由各层次人员进行，如带教老师、护士、培训科室的其他住培医师、患者等。

2. 总结性评价与形成性评价用于评价住培医师各方面的能力，包括住培医师的麻醉质量、口头交流能力以及行医的安全性等。

形成性评价（formative evaluation）是相对于传统的总结性评价（summative evaluation）而言的，是基于对学生学习全过程的持续观察、记录、反思而做出的发展性评价。形成性评价的主要目的是明确活动运行中存在的问题和改进的方向，及时修改或调整活动计划，以期获得更加理想的效果。

总结性评价又称“事后评价”，一般是在教学活动告一段落后，为了解教学活动的最终效果而进行的评价。其目的是检验学生的学业是否最终达到了教学目标的要求。总结性评价重视的是结果，借以对被评价者做出全面鉴定，区分出等级，并对整个教学活动的效果做出评定。

第二节　麻醉专业住培医师培训方案及实施细则

总　则

麻醉学是一门涉及面广、整体性强的临床医学，它与临床各学科关系密切，更是外科手术治疗的基础。麻醉学科根据医疗技术特点分为以下亚专业：普通外科麻醉、心脏大血管外科麻醉、普胸外科麻醉、神经外科麻醉、儿科麻醉、妇产科麻醉、口腔科麻醉、眼耳鼻咽喉科麻醉、骨科麻醉、手术室外麻醉、ICU、疼痛诊疗和体外循环等。麻醉科住培医师不仅要掌握麻醉科医师必须具备的监测、调控和支持人体基本生命功能的基本理论、基本知识和基本技能，而且需要了解其他相关学科的基本医疗知识。

一、培训目标

严格贯彻执行国家卫计委《住院医师规范化培训内容与标准（试行）》中关于"麻醉科住院医师规范化培训细则"的具体要求，强调对受训对象进行基本理论、基本知识及基本技能的培训。通过全面、正规、严格的培训，使住培医师打下扎实的麻醉科临床工作基础，从而能正确地运用常规麻醉方法，掌握麻醉学相关的基本理论、基本知识、基本技能；掌握各科室手术常用的麻醉方法的实施和管理及常见麻醉后并发症的处理原则，能够基本正确和独立地实施ASA分级Ⅰ和Ⅱ级手术患者的临床麻醉；掌握心肺脑复苏技术。了解麻醉学国内外理论新进展、前沿监测与治疗技术。培训结束时，能够具有良好的职业道德、人际沟通能力、应急能力和团队精神，具有独立从事麻醉科临床工作的能力。同时具有一定的教学和科研能力。

（一）学科理解

1. 了解以临床麻醉、重症监护、疼痛医学为主要内容的现代麻醉医学的现状和发展前景，建立较为完整的现代麻醉医学（包括重症监护及疼痛医学）概念。

2. 明确麻醉医学在临床医学中的价值。

（二）行医技能

1. 具有良好的职业道德（有利他主义精神和奉献精神、有同情心、追求卓越、保密守信、遵守伦理、恰当处理利益冲突等）和人际沟通能力（能有效地与患者及其家属、医护人员进行沟通和协作）。

2. 掌握正确的麻醉科临床思维与工作方法，能够独立从事麻醉科临床工作。

（1）熟练掌握医学知识及其在麻醉医学中的应用，结合临床病例，进行周全的麻醉前评估，选择合适的麻醉方法，制订合理的麻醉计划，并安全有效地实施麻醉（包括麻醉复苏及术后随访）。

（2）临床工作中遇到紧急事件时，及时报告上级医生并积极参与急救。

（3）掌握并能充分利用现代电子信息系统进行临床麻醉工作，包括手术麻醉信息系统、电子病历系统、医嘱系统等。

3. 树立终身接受医学教育的观念。

（1）总结实践经验，利用各种信息资源终身学习，不断提高观察、认知、综合分析的能力和临床操作技能。

（2）正确、严谨地应用医学文献，了解循证医学及其在临床医学中的应用。

（3）鼓励他人（包括学生、同行和其他医疗卫生人员）学习。

（三）资质认定

1. 通过执业医师资格考试。

2. 参加由省麻醉质控中心组织的"麻醉医师岗前培训班"，并通过考核取得上岗证书。

二、培训对象

培训对象包括各医学院校毕业的麻醉学专业本科生、硕士研究生或博士研究生，以及麻醉学住培基地联合体内其他医院的各类住培医师。

三、培训方法与时间安排

培训采取在麻醉科各亚专业和非麻醉科室轮转的方式进行。通过管理患者、参加门诊和急诊工作，以及各种教学活动，完成规定的病种和基本技能操作数量，学习麻醉学的专业理论知识，认真填写"住院医师规范化培训登记手册"；认真完成浙江省住培医师管理信息系统的网上填报工作；规范地书写病历；低年资住院医师参与见习和实习医生的麻醉科临床教学工作，高年资住院医师指导低年资住院医师。

麻醉科轮转内容应包括麻醉科所有亚专业的基本训练。非麻醉科室轮转由各基地根据实际情况在普通外科、神经内科、神经外科、心胸外科、心脏大血管外科、呼吸内科、心血管内科、内分泌科、儿科、急诊科、心电图室、影像科等科室中任选2～3个科室，各轮转2～3个月，合计不能少于6个月。轮转科室及时间安排见表2-9。

轮转时间和顺序由各培训基地根据具体情况适当调整，但不能缺项。33个月的基本培训后，可以有3个月的机动培训时间，建议安排非临床麻醉的轮转，如超声技术、疼痛诊疗、教学、科研等。

表2-9　麻醉科住培医师轮转科室及时间安排

专　业	轮转科室	时间（月）
非麻醉学专业	普通外科、神经内科、神经外科、心胸外科、心脏大血管外科、呼吸内科、心血管内科、内分泌科、儿科、急诊科、心电图室、影像科，上述科室任选2～3个	6
麻醉学专业	普通外科麻醉	3
	骨科麻醉	2
	泌尿外科麻醉	1
	眼科和耳鼻喉科麻醉	2
	口腔外科麻醉	1
	神经外科麻醉	2
	心脏大血管外科麻醉	1
	心胸外科麻醉	2
	妇产科麻醉	2
	小儿外科麻醉	3
	门诊和手术室外麻醉	1
	麻醉恢复室	1
	疼痛诊疗（疼痛门诊和疼痛病房、急性疼痛管理）	3
	ICU	3
合计		33

（一）培训方法

麻醉科由一位副主任(教学主任)专门负责安排、指导、监督受训人员的学习、工作及出科考试。日常培训实行指导老师负责制,培训内容包括医德医风、基本理论及行医技能培训等。

麻醉科住培医师采取以麻醉科培训为主,重症医学科、疼痛科及其他指定的临床科室(呼吸内科、心血管内科、急诊科、心电图室、影像科等)轮转培训为辅的方式进行培训;参加手术室内麻醉、麻醉后恢复室复苏工作及手术室外麻醉等临床工作,辅以各种教学活动,完成规定的病种和基本技能操作数量的要求及专业理论知识的学习;认真填写“住院医师规范化培训登记手册”;规范大病历及麻醉文书的书写;高年资住院医师参与见习和实习医生的麻醉科临床带教工作,并协助上级医师指导低年资住院医师。

（二）时间安排

1. 麻醉科住院医师规范化培训按照轮转时间分为3年和2年两种方案,按相应阶段的轮转计划和具体要求进行轮转。具体如下。

(1) 轮转时间3年:一般为临床麻醉各亚专科及疼痛科、ICU等科室共25个月,麻醉相关科室(如心内科、呼吸科、急诊科、放射科、心电功能科等)8个月,机动3个月。

(2) 轮转时间2年:一般为临床麻醉各亚专科及疼痛科、ICU等科室共19个月,麻醉相关科室(如心内科、呼吸科、急诊科、放射科、心电功能科等)5个月。

2. 除了上述临床麻醉及相关科室轮转培训形式外,我们还制订了3年分3个阶段或2年分3个阶段的培训计划,在每一阶段均需要达到预先拟定的目标，具体安排如下。

（1）3年分3个阶段

初级阶段（第1～12个月，即第一年），在麻醉科及其他临床科室进行为期12个月的初级阶段规范化培训，达到初级目标。

中级阶段（第13～24个月，即第二年），在麻醉科及其他临床科室进行为期12个月的中级阶段规范化培训，达到中级目标。

高级阶段（第25～36个月，即第三年），在麻醉科及其他临床科室进行为期12个月的高级阶段规范化培训，达到高级目标。

（2）2年分3个阶段

初级阶段（第1～8个月），在麻醉科及其他临床科室进行为期8个月的初级阶段规范化培训，达到初级目标。

中级阶段（第9～16个月），在麻醉科及其他临床科室进行为期8个月的中级阶段规范化培训，达到中级目标。

高级阶段（第17～24个月），在麻醉科及其他临床科室进行为期8个月的高级阶段规范化培训，达到高级目标。

四、培训形式

（一）入科教育与岗前培训

1. 基地主任或分管住培工作的副主任针对科室概况、各类管理制度、住培内容及要求、出科考核等内容进行系统讲解。

2. 住培教学秘书针对麻醉科日常工作流程、手术室内部功能区分布、麻醉科各亚单位（麻醉准备室、预麻室、麻醉后恢复室、麻醉药房、耗材库房等）分布情况进行培训并带领至实地进行参观熟悉。

3. 住院总医师针对手术麻醉信息系统内电子麻醉单的记录

以及电子病历系统内的麻醉前评估单、麻醉知情同意书的内容进行培训。

（二）行医技能培训

1. 麻醉学专业知识的培训。

2. 麻醉学专业技能，如各种气管插管、椎管内麻醉穿刺、神经阻滞、动脉穿刺、中心静脉穿刺、纤维支气管镜使用、超声在麻醉中的应用等技术的培训。

3. 疼痛诊疗知识及操作，如胶原酶溶盘技术、椎间盘等离子消融、射频消融技术、癌痛治疗、C形臂X光机操作等技术的培训。

4. 在上级医师指导下，处于中、高级培训阶段的住培医师必须参加科室的值班，特别是节假日及晚间值班。

5. 医患沟通技能，在术前访视与患者谈话以及签署“知情同意书”等医疗文书过程中的沟通技巧。

（三）教学活动

1. 疑难病例讨论

参考第一章第一节中“三、疑难病例讨论制度”的相关内容。

2. 基本技能培训

参考第一章第一节中“四、基本技能培训制度”的相关内容。

3. 教学查房

参考第一章第一节中“五、教学查房制度”的相关内容。

4. 小讲课

参考第一章第一节中“六、小讲课制度”的相关内容。

5. 大讲课

参考第一章第一节中“七、大讲课制度”的相关内容。

6. 麻醉病历书写及审阅

参考第一章第一节中“八、麻醉病历书写及审阅制度”的相关内容。

7. 住培基地联合体集中授课

参考第一章第一节中“九、住培基地联合体集中授课制度”的相关内容。

8. 全院业务学习

根据科教科安排的具体时间，参加全院各科室医师主讲的课程。每月1～2次。

（四）学术会议与交流

1. 杭州市麻醉质控年会

杭州市麻醉质控年会每年举行1次，由杭州市麻醉质控中心组织，杭州市各下属县（市）、区麻醉质控小组轮流承办。鼓励参加第二年、第三年培训的麻醉科住培医师参加。

2. 浙江省医学会麻醉学分会学术年会

浙江省医学会麻醉学分会学术年会每年举行1次，由浙江省医学会麻醉学分会主办，浙江省所辖各地区承办。鼓励参加第二年、第三年培训的麻醉科住培医师参加。

3. 浙江省麻醉质控年会

浙江省麻醉质控年会每年举行1次，由浙江省麻醉质控中心组织，浙江省所辖各地区承办。鼓励参加第二年、第三年培训的麻醉科住培医师参加。

4. 中华医学会麻醉学分会全国学术年会

中华医学会麻醉学分会全国学术年会于每年9月或10月举行。鼓励参加第三年培训的麻醉科住培医师参加。

5. 中华医学会麻醉学分会各学组学术年会

中华医学会麻醉学分会各学组学术年会每年举办1次。鼓励参加第三年培训的麻醉科住培医师参加。

（五）教学与科研能力培训

1. 协助教学病例收集和整理，参与指导麻醉科低年资住院医师或实习学生。

2. 在上级医师指导下，翻译1篇专业英文综述，并在科内汇报；结合临床实践，鼓励完成1篇综述、个案报道或原著性论文。

五、考核与评价

（一）国家统一认证考试

麻醉科住培医师在参加规范化培训期间，需申请并通过由省毕业后医学教育委员会统一组织的住院医师规范化培训结业考试。培训过程考核合格并取得执业医师资格者方可参加结业考核，未通过过程考核者，需在相应科室补轮转。住培结业考试包括理论笔试和临床实践能力考核（临床结果判读、患者接诊、医疗文书书写、临床思维与决策、临床技能操作）。如果考试不合格，则不能取得合格证书。

（二）年度考核与阶段考试

麻醉科住培医师在麻醉科轮转培训期间，每年需进行一次年度考核，每半年进行一次阶段考核。考试形式多样，主要包括理论笔试和麻醉基本技能考试（如气管插管、心肺脑复苏）等。年度考核由上级卫生行政部门（如杭州市卫计委）的住院医师规范化培训办公室按照培训标准要求进行组织，年度考核结果分为优秀、良好、合格、不合格。不合格者由本人提出申请，经上级主管部门同意，补相应培训和考试。每半年一次的阶段考核由医院科教科安排大致时间，由本基地麻醉专业住培教学工作组具体安排，阶段考核仅进行理论笔试，题目均从题库里随机抽取，在技能中心的计算机房以在线形式进行考试，考试不合格者需参加补考。

（三）执业医师考试

执业医师资格考试是行业准入考试，是评价申请医师资格者是否具备从事医师工作所必需的专业知识与技能的考试，分为实践技能考试和医学综合笔试两部分，一般在每年6～8月份进行，参加住院医师规范化培训的人员均需要参加该考试。

（四）日常考核

日常考核包括日常考勤与签到记录、参加培训课程与教学活动记录、参加手术麻醉数量及临床操作技能完成例数、麻醉记录单记录质量、敬业精神与职业素质等。

（五）出科考核

按培训标准规定，完成科室轮转培训计划后，由带教老师、科主任按照国家“住院医师规范化培训标准与内容细则”所规定的内容及在本科室轮转期间的学习和工作情况进行考核，考核结果分优秀、良好、合格和不合格，并记录在“住院医师规范化培训住培医师出科考核登记表”上。具体考核工作由科室考核小组执行，分管副主任、住培秘书和住院总医师必须参加。

出科考核内容包括以下几个方面。

1. 本人轮转小结1份。
2. 医师职业道德考核及出勤率考核。
3. 业务能力考核，包括理论考核及临床操作技能考核。
4. 翻译专业英文综述1篇，鼓励撰写综述或病例报告1篇。

（六）其他考核与评价方法

1. 360度评价工具

管理学理论中360度评估反馈是人力资源管理的重要方法之一，是指被考核人的上级、同级、下级和服务的客户以及自己等对个人业绩进行评价，通过评论知晓各方面的意见，清楚自己的长处和短处，来达到提高自己的目的。运用该方法评价住培医师，主要客观评价其个人的人际交流能力和职业素质，如是否遵守医院规章制度、按时上下班等。评价由各层次人员进行，如带教老师、护士、培训科室的其他住培医师、患者等。

2. 总结性评价与形成性评价

现代教育评价的发展提倡多元化的评价方式，而现代医学教育已经进入到以岗位胜任力为导向、以培养能力为目的的教育阶段。这种教育评价导向和教育目标导向促进了以总结性评估和形成性评价为导向的综合评价方法的展开。我们将总结性评价与形成性评价相结合，用于评价住培医师各方面的能力，包括评价住培医师的麻醉质量、口头交流能力以及行医的安全性等。有利于改变住培医师死记硬背知识点的学习状态，促进被评价者在教育过程中发现自我、发展自我，全面提高自身能力与素质；有利于教师进行自我反思与教学设计的改进和发展，实现现代医学教育的高标准与高要求。

细　则

一、2年制住培医师初级阶段（第1～8个月）

（一）时间安排

在麻醉科及其他临床科室进行为期8个月的初级阶段规范化培训，具体培训轮转方案遵照医院科教科发布的轮转表制订。

（二）总体要求

总体要求包括熟悉麻醉科的日常工作程序，掌握麻醉科各种基本仪器设备的使用和故障排除方法，初步掌握麻醉学的基本理论、基本技能，初步掌握各手术科室ASA Ⅰ或Ⅱ级患者的常见病手术的麻醉要点等。

1. 轮转目的

（1）掌握以下内容。

1）初步掌握麻醉学的基本理论。

2）掌握麻醉科各种基本仪器设备的使用和普通故障排除方法。

3）初步掌握各手术科室ASA Ⅰ或Ⅱ级患者的常见病手术的麻醉要点。

4）掌握麻醉科技能操作，如全麻诱导气管插管、椎管内麻醉穿刺、喉罩置入等。

（2）熟悉以下内容。

1）熟悉麻醉科工作环境及日常工作内容。

2）熟悉操作技术，如动静脉穿刺置管技术、双腔气管插管技术、纤维支气管镜使用技术、神经阻滞技术、神经刺激仪使用技术、超声技术在麻醉学中的应用、自体血红细胞回收技术、经鼻气管插管技术。

3）熟悉疼痛学的基本理论及基本技术。

2. 基本要求

住培医师在本阶段应完成全身麻醉80例、椎管内麻醉(含硬膜外麻醉、骶管麻醉、腰硬联合麻醉)30例、各种局部神经阻滞麻醉10例、监测下的麻醉管理(monitored anesthesia care, MAC)15例,其中应包括且不少于国家《住院医师规范化培训细则》所列病种及技能种类的例数。

3. 具体要求

(1) 初级阶段临床麻醉工作要求如下,见表2-10。

表2-10 麻醉科住培医师初级阶段麻醉工作要求

手术科室	要 求
普外科	腹腔镜阑尾切除术、腹腔镜胆囊切除术、体表肿瘤切除术、良性消化道肿瘤切除术、乳腺良性肿瘤切除术、甲状腺良性肿瘤切除术、腹股沟疝修补术
血管外科	大隐静脉闭合术、浅表血管瘤切除术
骨科	胫腓骨骨折内固定术、尺桡骨骨折内固定术、锁骨骨折内固定术
神经外科	颅骨修补术
泌尿外科	包皮环切术、输尿管镜下碎石术、膀胱肿瘤电切术
心胸外科	胸部体表良性肿瘤切除术
妇产科	宫腔镜下各种诊断及治疗手术、剖宫产术、腹腔镜卵巢良性肿瘤切除术
耳鼻喉科	声带息肉切除术、耳前瘘管切除术
口腔科	腮腺良性肿瘤切除术、困难拔牙术、舌下腺良性肿瘤切除术
眼科	角膜穿孔修补术、白内障晶体植入术、鼻泪管吻合术
整形美容科	异体植入物隆鼻术、重睑术、浅表良性肿瘤切除术、四肢清创缝合术
消化内科	无痛胃镜、肠镜检查

注:表中所述均为ASA Ⅰ或Ⅱ级患者。

（2）临床技能操作要求如下。

1）在上级医师指导下，完成全身麻醉80例、椎管内麻醉（含硬膜外麻醉、骶管麻醉、腰硬联合麻醉）30例、各种局部神经阻滞麻醉10例、MAC 15例。

2）在上级医师指导下，完成中心静脉穿刺置管10例、动脉穿刺置管10例、喉罩置入10例。

3）每月完成1份典型病例的麻醉术前会诊单及麻醉记录单填写，在麻醉记录单中需体现老师对其的指导，上交科室指定带教老师审阅。

（3）理论学习与实践活动内容如下。

1）完成住院医师规范化培训的相关理论知识和临床技能的学习。

2）达到科室规定的各类教学活动和培训课程的参加次数。

3）系统阅读医学麻醉学专著、专业杂志。

*推荐书目：《麻省总医院临床麻醉手册》（中文翻译版，王俊科、于布为、黄宇光主译）、全国高等学校麻醉专业本科教材《临床麻醉学》（第3版，郭曲练、姚尚龙主编）、《实用临床麻醉学（第四版）》（盛卓人、王俊科主编）、国家卫生和计划生育委员会住院医师规范化培训规划教材《麻醉学》（刘进、于布为主编）。

*中文杂志：《中华麻醉学杂志》《临床麻醉学杂志》《国际麻醉学与复苏杂志》等。

二、2年制住培医师中级阶段（第9～16个月）

（一）时间安排

在麻醉科及其他临床科室进行为期8个月的中级阶段规范化

培训。

（二）总体要求

除掌握麻醉学的基本理论、基本技能外，还需要掌握相对疑难危重病例的理论知识以及动静脉穿刺置管技术、双腔气管插管技术、神经刺激仪使用技术等；掌握各手术科室ASA Ⅰ或Ⅱ级患者重大手术的麻醉要点等，掌握疼痛学的基本理论和基本操作技能。

1. 轮转目的

（1）掌握以下内容。

1）学科知识：掌握相对疑难危重病例方面的理论知识以及疼痛学的基本理论和基本操作技能。

2）掌握脑电双频指数监测仪、熵指数监测仪、自体血回收机、血液加温仪等仪器设备的使用和普通故障排除方法。

3）掌握各手术科室ASA Ⅰ或Ⅱ级患者重大手术的麻醉要点。

4）掌握以下技能操作：包括动静脉穿刺置管技术、双腔气管插管技术、神经刺激仪使用技术、经鼻气管插管技术等。

（2）熟悉以下内容。

1）熟悉合并有内科其他疾病的各手术科室患者的麻醉处理。

2）熟悉神经阻滞技术、纤维支气管镜使用技术、超声技术在麻醉学中的应用、Flotrac血流动力学监测技术等。

3）疼痛学：熟悉C形臂X光机的使用、胶原酶溶盘技术、椎间盘等离子消融、射频消融技术。

2. 基本要求

住培医师在本阶段应完成全身麻醉80例、椎管内麻醉（含硬膜外麻醉、骶管麻醉、腰硬联合麻醉）30例、各种局部神经阻滞麻醉10例、MAC 15例，其中应包括但不少于国家《住院医师规范化培训细则》所列病种及技能种类的例数。

轮转疼痛科的住培医师应完成C形臂X光机使用10例、外周神经阻滞10例、腰椎穿刺10例、疼痛科手术一助10例。

3. 具体要求

（1）中级阶段临床麻醉工作要求，见表2-11。

表2-11　麻醉科住培医师中级阶段麻醉工作要求

手术科室	要　求
普外科	脾切除术、甲状腺癌根治术、胃癌根治术、结肠癌根治术、直肠癌根治术、乳腺癌根治术、肠段切除术、复杂疝修补术
血管外科	胸主动脉瘤腔内隔绝术、腹主动脉瘤腔内隔绝术、髂动脉瘤腔内隔绝术
骨科	全髋置换术，全膝置换术，颈椎、胸椎、腰椎内固定术，关节镜手术
神经外科	脑室腹腔分流术、颅内肿瘤切除术、三叉神经微血管减压术、面神经微血管减压术、硬膜外血肿清除术、硬膜下血肿清除术、脑内血肿清除术
泌尿外科	肾癌根治术、膀胱肿瘤电切术
心胸外科	肺大泡切除术、胸交感神经节切除术
妇产科	子宫次全切除术、子宫全切术
耳鼻喉科	功能性鼻内窥镜手术、鼓室成形术、乳突根治术
口腔科	腮腺恶性肿瘤切除＋淋巴清扫术、舌下腺恶性肿瘤切除＋淋巴清扫术
眼科	玻璃体切割术、眼眶肿瘤切除术

续表

手术科室	要　求
整形美容科	四肢肌腱修补术、断肢再植术、断指再植术、断趾再植术、抽脂术、腹壁成形术、皮瓣移植术
消化内科	无痛胃镜、肠镜下息肉摘除术，消化道良性肿瘤黏膜下剥除术
呼吸内科	无痛气管镜检查

注：表中所述均为ASA Ⅰ或Ⅱ级患者。

（2）临床技能操作要求如下。

1）在上级医师指导下，完成全身麻醉80例、椎管内麻醉（含硬膜外麻醉、骶管麻醉、腰硬联合麻醉）30例、各种局部神经阻滞麻醉10例、MAC 15例。

2）在上级医师指导下，完成双腔气管插管10例、超声引导的各类穿刺20例、自体血液回收（等容稀释）10例、血液回收机使用5例。

3）每月完成1份典型病例的麻醉术前会诊单及麻醉记录单的填写，在麻醉记录单中需体现老师对其的指导，上交科室指定带教老师审阅。

（3）理论学习与实践活动内容如下。

1）完成住院医师规范化培训的相关理论知识和临床技能的学习。

2）达到科室规定的各类教学活动和培训课程的参加例数。

3）系统阅读医学麻醉学专著、专业杂志。

*推荐书目：《米勒麻醉学》（第7版，邓小明、曾因明主译）、《麻省总医院临床麻醉手册》（中文翻译版，王俊科、于布为、黄宇光主译）、《实用临床麻醉学（第四版）》（盛卓人、王俊科主编）、国家卫

生和计划生育委员会住院医师规范化培训规划教材《麻醉学》(刘进、于布为主编)。

*中文杂志:《中华麻醉学杂志》《临床麻醉学杂志》《国际麻醉学与复苏杂志》等。英文杂志:*Anesthesiology*。

4)参加学术会议与交流:国家级或省级继续教育班1～2次等。

三、2年制住培医师高级阶段(第17～24个月)

(一)时间安排

在麻醉科及其他临床科室进行为期8个月的高级阶段规范化培训。

(二)总体要求

掌握疑难危重病例手术的麻醉理论知识、合并有严重内科其他疾病的手术麻醉以及双腔气管插管技术、肌松监测仪使用技术等;掌握各手术科室ASA Ⅰ或Ⅱ级患者重大手术的麻醉要点,掌握疼痛学的基本理论和基本操作技能。

1. 轮转目的

(1)掌握以下内容。

1)学科知识:掌握疑难危重病例手术的麻醉理论知识,掌握疼痛学的理论和操作技能。

2)掌握神经阻滞技术、纤维支气管镜使用技术、超声技术在麻醉学中的应用、Flotrac血流动力学监测技术、Picco血流动力学监测技术。

3)掌握各手术科室重大手术的麻醉要点以及ASA Ⅲ级及以上患者普通手术的麻醉要点。

4）技能操作：掌握慢诱导清醒气管插管技术、环甲膜穿刺技术等。

（2）熟悉以下内容。

1）熟悉合并有严重内科其他疾病的各手术科室患者的麻醉处理方法。

2）熟悉经食道超声技术、肺部超声技术、腹部超声技术。

3）疼痛学：熟悉鞘内吗啡泵置入技术、脊髓电刺激仪置入技术、椎间孔镜技术等。

2. 基本要求

住培医师在本阶段应完成全身麻醉80例、椎管内麻醉（含硬膜外麻醉、骶管麻醉、腰硬联合麻醉）30例、各种局部神经阻滞麻醉10例、MAC 15例，其中应包括但不少于国家《住院医师规范化培训细则》所列病种及技能种类的例数。

轮转疼痛科的住培医师应达到以下要求：C形臂X光机使用10例、外周神经阻滞10例、腰椎穿刺10例、疼痛科手术一助10例。

3. 具体要求

（1）高级阶段临床麻醉工作要求，见表2-12。

表2-12 麻醉科住培医师高级阶段麻醉工作要求

手术科室	要 求
普外科	胰十二指肠切除术、肝叶切除术、肝移植术
血管外科	复杂的胸主动脉瘤腔内隔绝术、复杂的腹主动脉瘤腔内隔绝术
骨科	骨盆骨折内固定术、人工全髋关节翻修术、脊柱矫形术
神经外科	癫痫定位病灶切除术、需术中唤醒的神经外科手术

续表

手术科室	要　求
泌尿外科	膀胱全切＋回肠代膀胱或原位膀胱术、会阴癌根治术、前列腺癌根治术、嗜铬细胞瘤切除术
心胸外科	肺癌根治术、重症肌无力胸腺瘤切除术、二尖瓣置换术、三尖瓣置换术、主动脉瓣置换术
妇产科	子宫广切＋盆腔淋巴结清扫术
耳鼻喉科	喉癌根治术
口腔科	腮腺恶性肿瘤切除＋淋巴结清扫术、舌下腺恶性肿瘤切除＋淋巴结清扫术
眼科	眼眶恶性肿瘤根治术
整形美容科	大型清创术
消化内科	贲门括约肌离断术
呼吸内科	气管镜下介入治疗(肿瘤热消融、肿瘤冷冻及气管内支架植入术等)

注:表中所述均为ASAⅠ或Ⅱ级患者,麻醉科住培医师高级阶段麻醉工作要求尚包括ASAⅢ级及以上的初、中级阶段麻醉工作要求表中所列手术。

(2)临床技能操作要求如下。

1)在上级医师指导下,完成全身麻醉80例、椎管内麻醉(含硬膜外麻醉、骶管麻醉、腰硬联合麻醉)30例、各种局部神经阻滞麻醉10例、MAC 15例。

2)在上级医师指导下,完成慢诱导清醒气管插管3例、环甲膜穿刺1例以上、纤维支气管镜引导气管插管5例、经外周动脉的心排血量监测3例。

3)每月完成1份典型病例的麻醉术前会诊单及麻醉记录单的填写,在麻醉记录单中需体现老师对其的指导,上交科室指定带教老师审阅。

（3）理论学习与实践活动内容如下。

1）完成住院医师规范化培训的相关理论知识和临床技能的学习。

2）达到科室规定的各类教学活动和培训课程的参加例数。

3）系统阅读医学麻醉学专著、专业杂志。

*推荐书目：《米勒麻醉学》（第7版，邓小明、曾因明主译）、《麻省总医院临床麻醉手册》（中文翻译版，王俊科、于布为、黄宇光主译）、《实用临床麻醉学（第四版）》（盛卓人、王俊科主编）、国家卫生和计划生育委员会住院医师规范化培训规划教材《麻醉学》（刘进、于布为主编）。

*中文杂志：《中华麻醉学杂志》《临床麻醉学杂志》《国际麻醉学与复苏杂志》等。英文杂志：*Anesthesiology*、*Anesthesia & Analgesia*。

4）参加学术会议与交流：国家级或省级继续教育班1～2次，由医学会主办的省级或市级学术年会1～2次等。

（5）教学与科研内容如下。

1）在上级医师的指导下，翻译1篇专业英文综述，并在科内汇报；结合临床实践，鼓励完成1篇综述、个案报道或原著性论文。

2）协助指导麻醉科低年资住院医师或实习医生。

四、3年制住培医师初级阶段（第1～12个月）

（一）时间安排

在麻醉科及其他临床科室进行为期12个月的初级阶段规范化培训，具体培训轮转方案遵照医院科教科发布的轮转表制定。

（二）总体要求

总体要求包括熟悉麻醉科的日常工作程序，掌握麻醉科各种基本仪器设备的使用和故障排除方法，初步掌握麻醉学的基本理论、基本技能，初步掌握各手术科室ASA Ⅰ或Ⅱ级患者的常见病手术的麻醉要点等。

1. 轮转目的

（1）掌握以下内容。

1）学科知识：初步掌握麻醉学的基本理论。

2）掌握麻醉科各种基本仪器设备的使用和普通故障排除的方法。

3）初步掌握各手术科室ASA Ⅰ或Ⅱ级患者的常见病手术的麻醉要点。

4）技能操作：掌握全麻诱导气管插管、椎管内麻醉穿刺、喉罩置入等操作技术。

（2）熟悉以下内容。

1）熟悉麻醉科工作环境及日常工作内容。

2）熟悉动静脉穿刺置管技术、双腔气管插管技术、纤维支气管镜使用技术、神经阻滞技术、神经刺激仪使用技术、超声技术在麻醉学中的应用、自体血红细胞回收技术、经鼻气管插管等技术。

3）熟悉疼痛学的基本理论及基本技术。

2. 基本要求

住培医师在本阶段应完成全身麻醉80例、椎管内麻醉（含硬膜外麻醉、骶管麻醉、腰硬联合麻醉）30例、各种局部神经阻滞麻醉10例、MAC 15例，其中应包括但不少于国家《住院医师规范化培训细则》所列病种及技能种类的例数。

3. 具体要求

（1）初级阶段临床麻醉工作要求，见表2-13。

表2-13　麻醉科住培医师初级阶段麻醉工作要求

手术科室	要　求
普外科	腹腔镜阑尾切除术、腹腔镜胆囊切除术、体表肿瘤切除术、良性消化道肿瘤切除术、乳腺良性肿瘤切除术、甲状腺良性肿瘤切除术、腹股沟疝修补术
血管外科	大隐静脉闭合术、浅表血管瘤切除术
骨科	胫腓骨骨折内固定术、尺桡骨骨折内固定术、锁骨骨折内固定术
神经外科	颅骨修补术
泌尿外科	包皮环切术、输尿管镜下碎石术、膀胱肿瘤电切术、
心胸外科	胸部体表良性肿瘤切除术
妇产科	宫腔镜下各种诊断及治疗手术、剖宫产术、腹腔镜卵巢良性肿瘤切除术
耳鼻喉科	声带息肉切除术、耳前瘘管切除术
口腔科	腮腺良性肿瘤切除术、困难拔牙术、舌下腺良性肿瘤切除术
眼科	角膜穿孔修补术、白内障晶体植入术、鼻泪管吻合术
整形美容科	异体植入物隆鼻术、重睑术、浅表良性肿瘤切除术、四肢清创缝合术
消化内科	无痛胃镜、肠镜检查
神经内科	脑血管造影术

注：表中所述均为ASA Ⅰ或Ⅱ级患者。

（2）临床技能操作要求如下。

1）在上级医师指导下，完成全身麻醉80例、椎管内麻醉（含硬膜外麻醉、骶管麻醉、腰硬联合麻醉）30例、各种局部神经阻滞麻醉10例、MAC 15例。

2）在上级医师指导下，完成中心静脉穿刺置管10例、动脉穿刺置管10例、喉罩置入10例。

3）每月完成1份典型病例的麻醉术前会诊单及麻醉记录单的填写，在麻醉记录单中需体现老师对其的指导，上交科室指定带教老师审阅。

（3）理论学习与实践活动内容如下。

1）完成住院医师规范化培训的相关理论知识和临床技能的学习。

2）达到科室规定的各类教学活动和培训课程的参加例数。

3）系统阅读医学麻醉学专著、专业杂志。

*推荐书目：《麻省总医院临床麻醉手册》（中文翻译版，王俊科、于布为、黄宇光主译）、全国高等学校麻醉专业本科教材《临床麻醉学》（第3版，郭曲练、姚尚龙主编）、《实用临床麻醉学（第四版）》（盛卓人、王俊科主编）、国家卫生和计划生育委员会住院医师规范化培训规划教材《麻醉学》（刘进、于布为主编）。

*中文杂志：《中华麻醉学杂志》《临床麻醉学杂志》《国际麻醉学与复苏杂志》等。

五、3年制住培医师中级阶段（第13～24个月）

（一）时间安排

在麻醉科及其他临床科室进行为期12个月的中级阶段规范化培训。

（二）总体要求

除掌握麻醉学的基本理论、基本技能外，还需要掌握相对疑难危重病例方面的理论知识以及动静脉穿刺置管技术、双腔气管插管技术、神经刺激仪使用技术等操作技术；掌握各手术科室ASA Ⅰ或Ⅱ级患者重大手术的麻醉要点；掌握疼痛学的基本理论和基本操作技能。

1. 轮转目的

（1）掌握以下内容。

1）学科知识：掌握相对疑难危重病例方面的理论知识以及疼痛学的基本理论和基本操作技能。

2）掌握脑电双频指数监测仪、熵指数监测仪、自体血回收机、血液加温仪等仪器设备的使用和普通故障排除的方法。

3）掌握各手术科室ASA Ⅰ或Ⅱ级患者重大手术的麻醉要点。

4）技能操作：掌握动静脉穿刺置管技术、双腔气管插管技术、神经刺激仪使用技术、经鼻气管插管技术等操作技术。

（2）熟悉以下内容。

1）熟悉合并有内科其他疾病的各手术科室患者的麻醉处理。

2）熟悉神经阻滞技术、纤维支气管镜使用技术、超声技术在麻醉学中的应用、Flotrac血流动力学监测等技术。

3）疼痛学：熟悉C形臂X光机的使用、胶原酶溶盘技术、椎间盘等离子消融、射频消融技术等。

2. 基本要求

住培医师在本阶段应完成全身麻醉80例、椎管内麻醉（含硬膜外麻醉、骶管麻醉、腰硬联合麻醉）30例、各种局部神经阻滞麻醉10例、MAC 15例，其中应包括但不少于国家《住院医师规范化培训细则》所列病种及技能种类的例数。

轮转疼痛科的住培医师应达到以下要求：C形臂X光机使用10例、外周神经阻滞10例、腰椎穿刺10例、疼痛科手术一助10例。

3. 具体要求

(1) 中级阶段临床麻醉工作要求,见表2-14。

表2-14 麻醉科住培医师中级阶段麻醉工作要求

手术科室	要 求
普外科	脾切除术、甲状腺癌根治术、胃癌根治术、结肠癌根治术、直肠癌根治术、乳腺癌根治术、肠段切除术、复杂疝修补术
血管外科	胸主动脉瘤腔内隔绝术、腹主动脉瘤腔内隔绝术、髂动脉瘤腔内隔绝术
骨科	全髋置换术,全膝置换术,颈椎,胸椎,腰椎内固定术,关节镜手术
神经外科	脑室腹腔分流术、颅内肿瘤切除术、三叉神经微血管减压术、面神经微血管减压术、硬膜外血肿清除术、硬膜下血肿清除术、脑内血肿清除术、颅内动脉瘤栓塞术
泌尿外科	肾癌根治术、术、膀胱肿瘤电切术
心胸外科	肺大泡切除术、胸交感神经节切除术
妇产科	子宫次全切除术、子宫全切术
耳鼻喉科	功能性鼻内窥镜手术、鼓室成形术、乳突根治术
口腔科	腮腺恶性肿瘤切除+淋巴结清扫术、舌下腺恶性肿瘤切除+淋巴结清扫术
眼科	玻璃体切割术、眼眶肿瘤切除术
整形美容科	四肢肌腱修补术,断肢、断指、断趾再植术,抽脂术,腹壁成形术
消化内科	无痛胃镜、肠镜下息肉摘除术,消化道良性肿瘤黏膜下剥除术
呼吸内科	无痛气管镜检查
神经内科	脑内血管支架置入术、脑内血管取栓术

注:表中所述均为ASA Ⅰ或Ⅱ级患者。

(2) 临床技能操作要求如下。

1) 在上级医师指导下,完成全身麻醉80例、椎管内麻醉(含硬膜外麻醉、骶管麻醉、腰硬联合麻醉)30例、各种局部神经阻滞麻醉10例、MAC 15例。

2）在上级医师指导下，完成双腔气管插管10例、超声引导的各类穿刺20例、自体血液回收（等容稀释）10例、血液回收机使用5例。

3）每月完成1份典型病例的麻醉术前会诊单及麻醉记录单的填写，在麻醉记录单中需体现老师对其的指导，上交科室指定带教老师审阅。

（3）理论学习与实践活动内容如下。

1）完成住院医师规范化培训的相关理论知识和临床技能的学习。

2）达到科室规定的各类教学活动和培训课程的参加例数。

3）系统阅读医学麻醉学专著、专业杂志。

*推荐书目：《米勒麻醉学》（第7版，邓小明、曾因明主译）、《麻省总医院临床麻醉手册》（中文翻译版，王俊科、于布为、黄宇光主译）、《实用临床麻醉学（第四版）》（盛卓人、王俊科主编）、国家卫生和计划生育委员会住院医师规范化培训规划教材《麻醉学》（刘进、于布为主编）。

*中文杂志：《中华麻醉学杂志》《临床麻醉学杂志》《国际麻醉学与复苏杂志》等。英文杂志：*Anesthesiology*。

4）参加学术会议与交流：国家级或省级继续继续教育班1～2次等。

六、3年制住培医师高级阶段（第25～36个月）

（一）时间安排

在麻醉科及其他临床科室进行为期12个月的高级阶段规范

化培训。

（二）总体要求

掌握疑难危重病例手术的麻醉理论知识、合并有严重内科其他疾病手术麻醉以及双腔气管插管技术、肌松监测仪使用技术等；掌握各手术科室ASA Ⅰ或Ⅱ级患者重大手术的麻醉要点；掌握疼痛学的基本理论和基本操作技能。

1. 轮转目的

（1）掌握以下内容。

1）学科知识：掌握疑难危重病例手术的麻醉理论知识，掌握疼痛学的理论和操作技能。

2）掌握神经阻滞技术、纤维支气管镜使用技术、超声技术在麻醉学中的应用、Flotrac血流动力学监测、Picco血流动力学监测。

3）掌握各手术科室重大手术的麻醉要点以及ASA Ⅲ级及以上患者普通手术的麻醉要点。

4）技能操作：掌握慢诱导清醒气管插管技术、环甲膜穿刺技术等操作技术。

（2）熟悉以下内容。

1）熟悉合并有严重内科其他疾病的各手术科患者的麻醉处理方法。

2）熟悉经食道超声技术、肺部超声技术、腹部超声技术。

3）疼痛学：熟悉鞘内吗啡泵植入技术、脊髓电刺激仪植入技术、椎间孔镜技术等。

2. 基本要求

住培医师在本阶段应完成全身麻醉80例、椎管内麻醉（含硬膜外麻醉、骶管麻醉、腰硬联合麻醉）30例、各种局部神经阻滞麻醉10例、MAC 15例，其中应包括但不少于国家《住院医师规范化培训细则》所列病种及技能种类的例数。

轮转疼痛科的住培医师应达到以下要求：C形臂X光机使用10例、外周神经阻滞10例、腰椎穿刺10例、疼痛科手术一助10例。

3. 具体要求

（1）高级阶段临床麻醉工作要求，见表2-15 。

表2-15 麻醉科住培医师高级阶段麻醉工作要求

手术科室	要 求
普外科	胰十二指肠切除术、肝叶切除术、肝移植术
血管外科	复杂的胸主动脉瘤腔内隔绝术、复杂的腹主动脉瘤腔内隔绝术
骨科	骨盆骨折内固定术、人工全髋关节翻修术、脊柱矫形术
神经外科	癫痫定位病灶切除术、需术中唤醒的神经外科手术
泌尿外科	膀胱全切+回肠代膀胱或原位膀胱术、会阴癌根治术、前列腺癌根治术、嗜铬细胞瘤切除术
心胸外科	肺癌根治术、重症肌无力胸腺瘤切除术、二尖瓣置换术、三尖瓣置换术、主动脉瓣置换术
妇产科	子宫广切＋盆腔淋巴结清扫术
耳鼻喉科	喉癌根治术
口腔科	腮腺恶性肿瘤切除＋淋巴结清扫术、舌下腺恶性肿瘤切除＋淋巴结清扫术
眼科	眼眶恶性肿瘤根治术
整形美容科	大范围清创术、带血管蒂的皮瓣移植术
消化内科	贲门括约肌离断术
呼吸内科	气管镜下介入治疗（肿瘤热消融、肿瘤冷冻及气管内支架植入术等）

注：表中所述均为ASA Ⅰ或Ⅱ级患者，麻醉科住培医师高级阶段麻醉工作要求尚包括ASA Ⅲ级及以上的初、中级阶段麻醉工作要求表中所列手术。

（2）临床技能操作要求如下。

1）在上级医师指导下，完成全身麻醉80例、椎管内麻醉（含硬膜外麻醉、骶管麻醉、腰硬联合麻醉）30例、各种局部神经阻滞麻醉10例、MAC 15例。

2）在上级医师指导下，完成慢诱导清醒气管插管3例、环甲膜穿刺1例以上、纤维支气管镜引导气管插管5例、经外周动脉的心排血量监测3例。

3）每月完成1份典型病例的麻醉术前会诊单及麻醉记录单的填写，在麻醉记录单中需体现老师对其的指导，上交科室指定带教老师审阅。

（3）理论学习与实践活动内容如下。

1）完成住院医师规范化培训的相关理论知识和临床技能的学习。

2）达到科室规定的各类教学活动和培训课程的参加例数。

3）系统阅读医学麻醉学专著、专业杂志。

*推荐书目：《米勒麻醉学》（第7版，邓小明、曾因明主译）、《麻省总医院临床麻醉手册》（中文翻译版，王俊科、于布为、黄宇光主译）、《实用临床麻醉学（第四版）》（盛卓人、王俊科主编）、国家卫生和计划生育委员会住院医师规范化培训规划教材《麻醉学》（刘进、于布为主编）。

*中文杂志：《中华麻醉学杂志》《临床麻醉学杂志》《国际麻醉学与复苏杂志》等。英文杂志：*Anesthesiology*、*Anesthesia & Analgesia*。

4）参加学术会议与交流：国家级或省级继续教育班1～2次，由医学会主办的省级或市级学术年会1～2次等。

（5）教学与科研内容如下。

1）在上级医师的指导下，翻译1篇专业英文综述，并在科内汇报；结合临床实践，鼓励完成1篇综述、个案报道或原著性论文。

2）协助指导麻醉科低年资住院医师或实习医生。

第三章
培训过程

第一节　麻醉科住院医师规范化培训入科教育

一、麻醉科入科教育

每月1次，在每月的第一周进行。非麻醉专业住培医师的入科教育在第一个工作日上午进行，麻醉专业住培医师的入科教育内容较多，将会分多次在入科后的第一周内完成。

二、主要形式

1. 基地主任或分管住培工作的副主任针对科室概况、各类管理制度、住培内容及要求、出科考核等内容进行系统讲解。

2. 住培教学秘书针对麻醉科日常工作流程、手术室内部功能区分布、麻醉科各亚单位(如麻醉准备室、预麻室、麻醉后恢复室、麻醉药房、耗材库房等)的分布情况进行介绍，并带领至实地参观熟悉。

3. 住院总医师针对手术麻醉信息系统内电子麻醉单的记录

内容以及电子病历系统内的麻醉前评估单、麻醉知情同意书的内容进行培训。

4. 麻醉专业住培医师的入科教育还涵盖了仪器、设备使用等方面的内容。

三、入科教育主要文档

（一）入科教育幻灯片文件

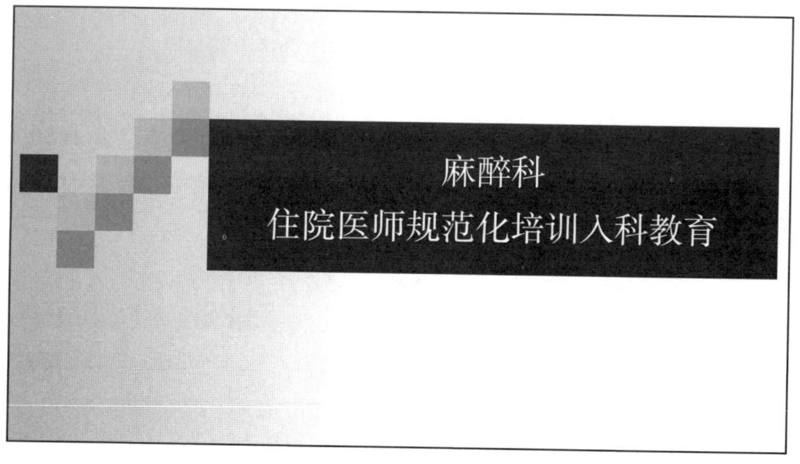

国家制度

- 国卫科教发〔2013〕56号文件《关于建立住院医师规范化培训制度的指导意见》国家卫生计生委、中央编办、国家发展改革委、教育部、财政部、人力资源社会保障部、国家中医药管理局
- 国卫科教发〔2014〕49号文件《住院医师规范化培训管理办法（试行）》

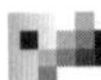

国家卫生计生委办公厅关于印发住院医师规范化培训招收实施办法(试行)和住院医师规范化培训考核实施办法(试行)的通知

中华人民共和国国家卫生和计划生育委员会

国卫办科教发〔2015〕49号

各省、自治区、直辖市卫生计生委,新疆生产建设兵团卫生局:

为贯彻落实《关于建立住院医师规范化培训制度的指导意见》和《住院医师规范化培训管理办法(试行)》精神,进一步促进工作规范化,提升培训质量,我委组织制定了《住院医师规范化培训招收实施办法(试行)》和《住院医师规范化培训考核实施办法(试行)》。现印发给你们(可从国家卫生计生委网站下载),请结合实际认真贯彻执行。

国家卫生计生委办公厅

2015年9月14日

住培体系

■ 目标:健全我国医学教育体系,打造均质化医师队伍。

■ 进程:2015年全面启动,2020年基本建立。

■ 对象:新进医疗岗位的本科及以上学历临床医师。

■ 模式:以5+3模式为主,即5年制本科教育+3年住院医师规范化培训。临床硕士专业学位毕业生可视情况酌减培训年限。

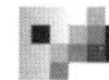

衔接政策

■ 人事政策:将取得培训合格证书作为临床医学专业中级技术岗位聘用的条件之一。

■ 学位衔接:研究生取得住培合格证书,住培医师取得硕士学位。

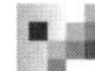

改革亮点:临床医学专业硕士学位毕业达到"四证合一"

■ 2015年起,所有新招收的临床医学硕士专业学位研究生同时也是参加住院医师规范化培训的住培医师,按照统一的住院医师规范化培训要求培养。

■ 临床医学、口腔医学专业学位研究生获学位须取得"执业医师证"和"住院医师规范化培训合格证书"。

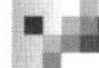

科室简介

■ 我院麻醉(疼痛)科于1978年8月独立建科,目前系杭州市卫生局一类医学重点学科(麻醉与疼痛医学,2017—2019年),为医院麻醉与疼痛医学中心,学科工作领域包括手术麻醉、疼痛诊疗(疼痛门诊、疼痛病房)、麻醉前准备、术后恢复、舒适化医疗(无痛内镜、无痛人流、术后镇痛、晚期癌痛治疗等)、麻醉学实验室等。

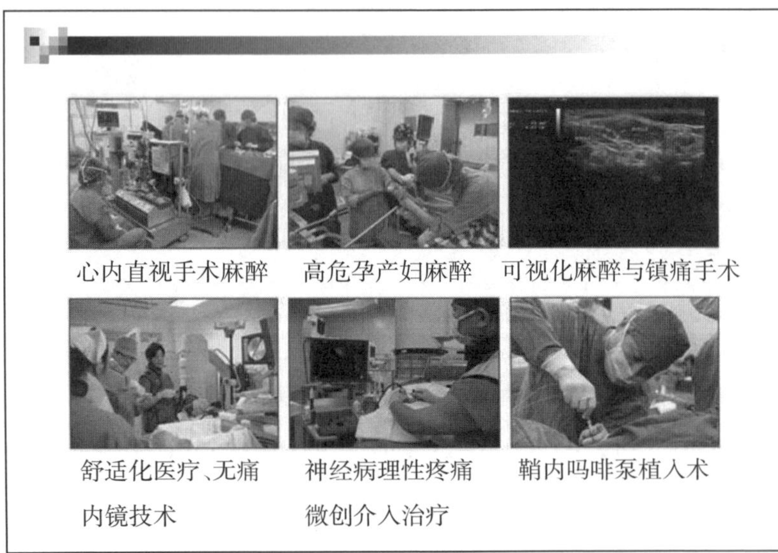

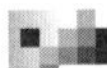

■ 自2014年起成为国家级住院医师规范化培训基地。
■ 2015年成立住培基地联合体。

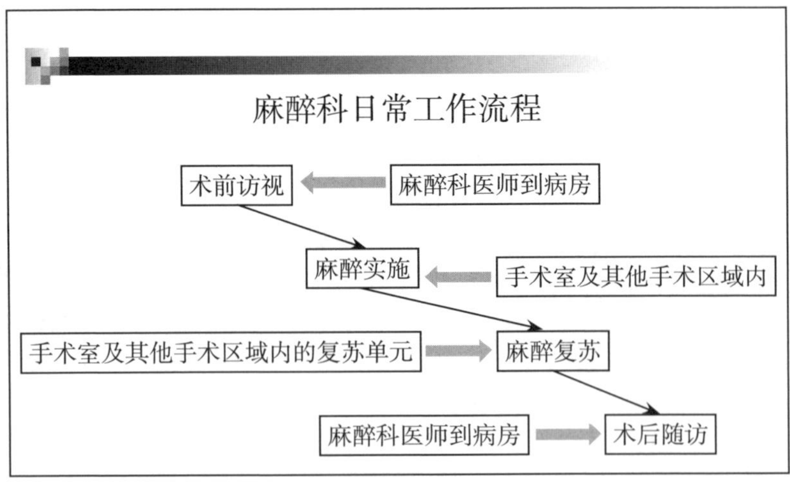

科室考勤制度

- 严格按照医院的作息时间按时上下班。具体由住院总医师负责,每天均排入手术排班表,出勤情况由当日手术的上级老师进行确认及监督。
- 上白班的住培医师工作日7:55在麻醉科大办公室参加早交班。
- 严格执行请假制度,并将请假情况作为出科考核的依据。

请假制度及流程

- 请假1天,向住院总医师申请,并告知带教老师。
- 请假2~3天,上交经科主任或分管副主任签字的书面请假条,由住院总医师进行科室备案。根据具体请假时间由住院总医师安排请假住培医师在周末进行补上班。
- 请假4~9天,上交经科主任或分管教学副主任签字的书面请假条,并由科教科批准及备案。
- 请假9天以上,由规培科室、科教科、派出单位同意后交培训基地审批,同时,这个月的轮转科室须补轮。
- 书面请假流程:登录医院内网→“科教管理”→“下载专区”→“请假单”,提出请假申请,并按照请假时间办理请假审批流程。

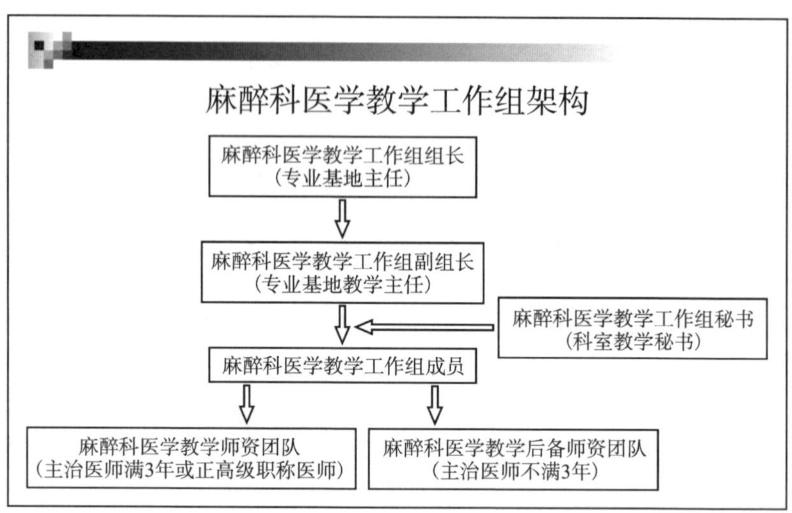

住培医师指导老师认定后汇总表

序号	专业	科室	姓名	职称	医生级别	认定	证书编号	备注
1	麻醉科	麻醉科	×××	主任医师		✓	20131300×××	
2	麻醉科	麻醉科	×××	主任医师		✓	20131300×××	
3	麻醉科	麻醉科	×××	副主任医师		✓	20131300×××	
4	麻醉科	麻醉科	×××	副主任医师		✓	20131300×××	
5	麻醉科	麻醉科	×××	副主任医师		✓	20141300×××	
6	麻醉科	麻醉科	×××	副主任医师		✓	20131300×××	
7	麻醉科	麻醉科	×××	副主任医师		✓	20131300×××	
8	麻醉科	麻醉科	×××	副主任医师		✓	20131300×××	
9	麻醉科	麻醉科	×××	主任医师		✓	20131300×××	
10	麻醉科	麻醉科	×××	副主任医师		✓	20141300×××	
11	麻醉科	麻醉科	×××	副主任医师	三级	✓	20141300×××	
12	麻醉科	麻醉科	×××	副主任医师		✓	20131300×××	
13	麻醉科	麻醉科	×××	副主任医师		✓	20131300×××	
14	麻醉科	麻醉科	×××	副主任医师		✓	20131300×××	
15	麻醉科	麻醉科	×××	副主任医师		✓	20141300×××	
16	麻醉科	麻醉科	×××	副主任医师		✓	20141300×××	
17	麻醉科	麻醉科	×××	主治医师		✓	20131300×××	
18	麻醉科	麻醉科	×××	主治医师		✓	20141300×××	

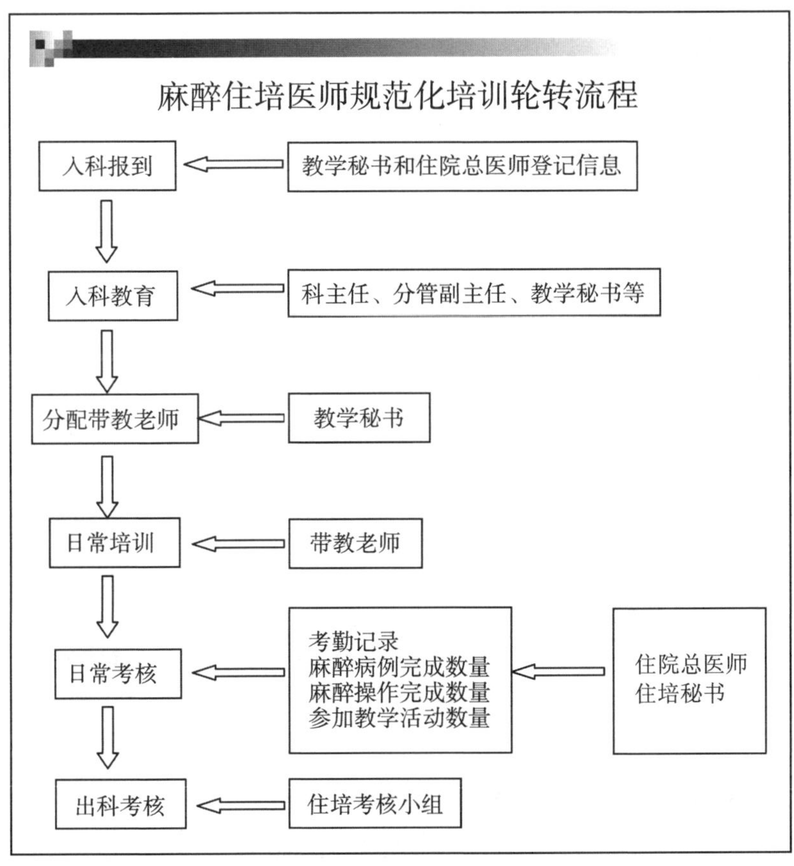

日常工作

- 按照住院总医师前一天的排班，具体工作由当日的上级医师布置。
- 在当日带教老师的指导下施行每一例麻醉，有特殊情况及时向上级医师报告并取得上级医师的指导。每天下午参与第二天手术患者的术前访视。
- 按照顺序安排中班及夜班。

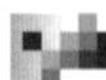

科室教学活动

- 小讲课：每周周二及周四7:30—7:55。
- 教学查房：每月第2周的周三14:00—15:00。
- 疑难病例讨论：每周周一16:00—17:00。
- 基本技能培训：每月第1周和第3周的周四14:00—15:00。
- 大讲课：每月第1周和第3周的周五7:30—7:55。
- 住培基地联合体集中授课：每月最后一周周六13:00—17:00。

轮转具体要求（非麻醉专业）

- 在麻醉科带教老师的指导下，参与麻醉前评估、临床麻醉的实施及术后访视等。临床技能培训基本要求参照《国家执业医师考试大纲（技能操作部分）》及《浙江省住院医师规范化培训大纲》，不同的专业有不同要求。

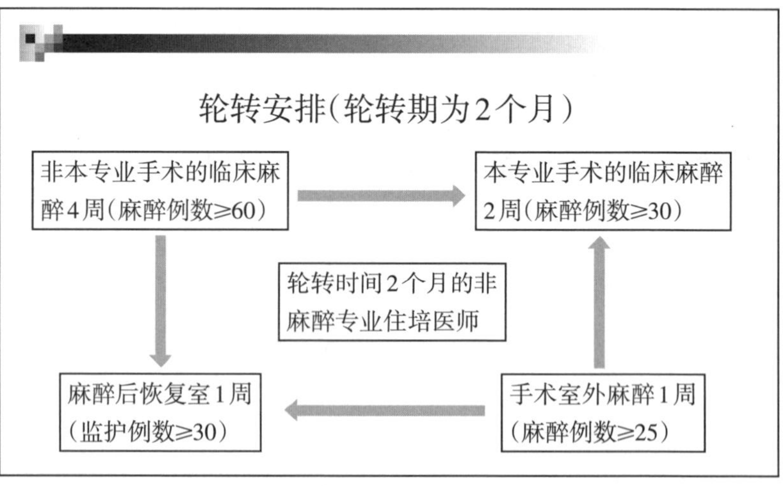

轮转具体要求(麻醉专业)

- 麻醉科住培医师采取以麻醉科培训为主,以在重症医学科、疼痛科及其他指定的临床科室(呼吸内科、心血管内科、急诊科、心电图室、影像科等)轮转培训为辅。
- 通过参加手术室内麻醉、麻醉后恢复室复苏工作及参加手术室外麻醉等临床工作,辅以各种教学活动,完成规定的病种和基本技能操作数量的要求及专业理论知识的学习。
- 认真填写"住院医师规范化培训登记手册";规范大病历及麻醉文书的书写。
- 高年资住院医师参与见习/实习医生的麻醉科临床带教工作,并协助上级医师指导低年资住院医师。

轮转安排(轮转期为2年)

- 一般为临床麻醉各亚专科及疼痛科、ICU等科室共19个月,麻醉相关科室(如心内科、呼吸科、急诊科、放射科、心电功能科等)5个月。

轮转安排(轮转期为3年)

- 一般为临床麻醉各亚专科及疼痛科、ICU等科室共25个月,麻醉相关科室(如心内科、呼吸科、急诊科、放射科、心电功能科等)8个月,机动3个月。

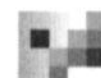

麻醉科住培医师“三阶段”培训模式（以培训周期3年为例）

- 初级阶段（第一年）学科理解与习惯培养。
- 中级阶段（第二年）扎实基础与巩固实践。
- 高级阶段（第三年）专业进阶与科研提升。

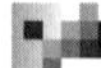

出科考核

- 日常表现：占20分，由带教老师完成打分。
- 日常考核：占20分，读书报告（文献综述）由导师批阅，其余由带教老师根据考核表评分。
- 出科考试：占60分，分为理论考试和操作考试，由科室教学秘书负责组织，专业基地出科考核小组参与考核。操作考试：时间为住培医师在我科学习的最后一周的最后1～2天，由教学秘书组织操作考试，内容包括气管插管和腰穿。

麻醉科住培医师出科考试

■ 出科考试时间:一般在每月的最后一个工作日下午,在科室预麻室进行,遇节假日则提前。

■ 主要形式:分为理论考试和操作考试,由科室教学秘书负责组织,专业基地出科考核小组参与考核。操作考核:住培医师在我科学习的最后一周的最后1~2天,由教学秘书组织操作考试,内容包括气管插管和腰穿,由3位老师进行打分,考卷一式2份,1份交科教科,1份科室内存档。

■ 组织与实施:出科考核实行基地主任负责制,由专业基地考核小组负责实施。考核小组包括考核小组组长1名和成员2名。

注　意

■ 日常考核不合格者不得申请出科考核。

■ 出科考试不合格者可以申请补考一次。补考仍不合格者必须重新轮转。

（二）麻醉专业住培医师入科教育日程安排

麻醉专业住培医师入科教育日程安排，见表3-1。

表3-1　麻醉专业住培医师入科教育日程安排

时　间		内　容	讲课人员
第一天	8:00—10:30	报到，填写登记表，领取衣柜钥匙，了解手术室服装要求和手术室外术前访视服装要求，了解医院布局如手术室、外科病房分布。熟悉手术室环境，如麻醉物品存放地点、领药还药流程、耗材领取归还流程。学习科室规章制度	科室师资
	10:30—11:30	介绍六步洗手法、手术室无菌要求、病人手术室内转运流程	科室师资
	12:30—13:30	介绍电子病历系统、手术麻醉信息系统登录及书写规范	科室师资
	13:30—14:30	麻醉机准备及使用	科室师资
	14:30—15:30	介绍ASA分级和麻醉恢复室出室标准、拔管标准	科室师资
	15:30—16:00	PCA泵配置操作	科室师资
第二天	7:30—9:00	麻醉前药品准备，电子病历书写	科室师资
	9:00—10:00	麻醉前准备（如药物、监护仪、麻醉前核对）	科室师资
	10:00—12:00	气管插管培训（讲解＋练习）	科室师资
	13:00—14:30	血气分析仪使用注意事项，血气分析仪指标解读，危急值报告	科室师资
	14:30—15:30	桡动脉穿刺	科室师资
	15:30—16:00	简易呼吸器使用注意事项	科室师资

续表

时　间		内　容	讲课人员
第三天	7:30—9:00	麻醉前药品准备，电子病历书写	科室师资
	9:00—12:00	心肺复苏和除颤培训（讲解和练习）	科室师资
	13:00—13:30	麻醉科仪器检查和维护	科室师资
	13:30—15:00	术前评估	科室师资
	15:00—16:00	介绍麻醉深度监测仪和微量输注泵的使用方法，以及微量输注泵常用药物配制方法	科室师资

第二节　麻醉科住院医师规范化培训各类教学活动安排

麻醉科住院医师规范化培训各类教学活动安排见表3-2—表3-5。

表3-2　麻醉科住院医师规范化培训各类教学活动安排

星　期	时　间	教学活动内容	参加人员	主持人
一	16:00—17:00	疑难病例讨论（每周1次）	当月在轮住培医师	科室指定主任医师
二	7:30—7:55	小讲课（每周2次）	当月在轮住培医师	教学秘书
三	14:00—15:00	教学查房（每月1次）	当月在轮住培医师	基地师资

续表

星期	时间	教学活动内容	参加人员	主持人
四	7:30—7:55	小讲课(每周2次)	当月在轮住培医师	基地师资
	14:00—15:00	基本技能培训(每2周1次)	当月在轮住培医师	科室指定师资
五	7:30—7:55	大讲课(每2周1次)	科室全体医师	基地师资
六	13:00—17:00	住培基地联合体集中授课(每月1次)	住培基地联合体全体住培医师	住培基地联合体师资

注:①周一下午的疑难病例讨论所有住培医师必须参加,另外参加人员还包括进修医师和实习医师等。由1名高年资主任医师总负责,由1名麻醉专业住培医师挑选日常工作中遇到的1～2例疑难病例,结合以问题为导向的教学法(problem-based learning,PBL)、基于案例的教学法(case-based learning,CBL),进行讨论。住培医师汇报病史后,在场人员逐级发言,最后由总负责的高年资主任医师进行点评、总结。②周二、周四上午的小讲课由本院主治医师及以下职称医师及麻醉专业住培医师讲课。主讲医师预先准备好题目并制作幻灯片,人员集中后进行讲解,最后由1名具有高级职称的医师进行补充、提问及总结。当月在科室的住培医师(包括麻醉专业及非麻醉专业)、本科室副主任医师以下职称医师、实习医师必须参加。③每月第二周周三下午的教学查房采用标准化患者(standard patient,SP)形式(由主查教师带队,参加人员包括主查教师、主治医师、教学秘书、本科室住院医师、研究生、住培医师、实习医师等。所有当月在科室的住培医师(包括麻醉专业及非麻醉专业)、本科室住院医师、实习医师必须参加)。④每月第一周和第三周周四的麻醉科基本技能培训由1名带教老师进行。具体内容包括模拟人气管插管培训、心肺复苏培训、腰麻操作培训。所有当月来科室报到的住培医师必须参加,其他住培医师不作要求但可参加旁听及参与练习。⑤每月第一周和第三周周五的麻醉科大讲课由本院主治医师及以上职称医师讲课,讲述麻醉专业最新发展动向、前沿知识及具有临床需求的题目,旨在提高下级医师的业务水平。所有当月在科室的住培医师(包括麻醉专

业及非麻醉专业)、进修医师、实习医师及所有当日在岗的本科室医师必须参加。⑥每月最后一周周六下午的住培基地联合体集中授课由本院以及住培基地联合体其他医院主治医师及以上职称医师讲课,根据《住院医师规范化培训内容与标准(试行)麻醉科培训细则》中要求讲授的40个授课题目及我科根据实际需求新增的10个,共50个授课题目进行授课。主讲医师讲解后由当日轮值教学秘书组织课后的提问及总结。所有住培基地联合体各家医院麻醉专业的住培医师、进修医师、实习医师必须参加,鼓励当月在本科室轮转的非麻醉专业住培医师参加。

表3–3　麻醉科住院医师规范化培训初级阶段学习计划

周　次	初级阶段每周学习主题
第1周	科室环境与工作模式、安全医疗教育、科室规章制度、麻醉专业相关文书书写规范等入科教育
第2—4周	麻醉前访视、病情评估和麻醉计划的制订
第5—7周	麻醉前准备
第8—10周	麻醉诱导
第11—13周	麻醉维持及术中管理
第14—16周	麻醉苏醒
第17—19周	术后急性疼痛
第20—22周	麻醉后随访
第23—25周	手术室内核对制度及麻醉文书的书写和签字
第26—28周	围术期呼吸监测
第29—31周	围术期循环监测
第32—34周	肌松及肌松监测
第35—37周	围术期其他监测
第38—40周	气道控制及困难气道
第41—43周	中心静脉穿刺置管
第44—46周	吸入麻醉
第47—49周	静脉麻醉
第50周	初级阶段复习与考核

表3-4　麻醉科住院医师规范化培训中级阶段学习计划

周　次	中级阶段每周学习主题
第1周	中级阶段始业教育
第2—4周	椎管内麻醉
第5—7周	外周神经阻滞
第8—10周	其他局部麻醉
第11—13周	镇静术
第14—16周	呼吸支持
第17—19周	普外科手术麻醉
第20—22周	骨科手术麻醉
第23—25周	泌尿外科手术麻醉
第26—28周	妇产科手术麻醉
第29—31周	神经外科手术麻醉
第32—34周	胸科手术麻醉
第35—37周	心血管手术麻醉
第38—40周	小儿手术麻醉
第41—43周	眼科手术麻醉
第44—46周	耳鼻咽喉科手术麻醉
第47—49周	口腔手术麻醉
第50周	中级阶段复习与考核

表3-5　麻醉科住院医师规范化培训高级阶段学习计划

周　次	高级阶段每周学习主题
第1周	高级阶段始业教育
第2—4周	手术室外麻醉和日间手术麻醉
第5—7周	慢性疼痛诊疗
第8—10周	癌痛诊疗和临终关怀
第11—13周	呼吸衰竭和急性呼吸窘迫综合征
第14—16周	多器官功能衰竭
第17—19周	重症患者的营养治疗
第20—22周	高血压患者的麻醉
第23—25周	糖尿病患者的麻醉
第26—28周	冠心病患者的麻醉
第29—31周	肥胖患者的麻醉
第32—34周	老年患者的麻醉
第35—37周	创伤患者的麻醉
第38—40周	烧伤患者的麻醉
第41—43周	休克与麻醉
第44—46周	心肺脑复苏

第四章
考试样卷

麻醉科住院医师规范化培训(非麻醉专业)出科考试试题(样卷)

姓名________ 科室______ 医院______ 工号_____ 得分____

一、单项选择题(每题2分,共50分)

1. 腹腔镜手术麻醉方式最好的选择为 ( )

A. 全身麻醉　　B. 硬膜外麻醉

C. 腰硬联合麻醉　　D. 局部麻醉

2. 术中心率过低宜用 ( )

A. 尼卡低平　B. 长托宁　C. 阿托品　D. 艾司洛尔

3. 全身麻醉期间发现二氧化碳波形消失,下列说法错误的是( )

A. 检查管路是否脱出　　B. 检查风箱是否正常

C. 继续手术,密切观察　　D. 检查仪器是否正常

4. 呼气末二氧化碳正常值是 ( )

A. 25～35mmHg　　B. 30～40mmHg

C. 35～45mmHg　　D. 45～50mmHg

5. 以下对于手术中血压过高的处理,错误的是　(　　)

A. 使用降压药

B. 观察麻醉深度及镇痛深度酌情处理

C. 使用艾司洛尔

D. 加深麻醉

6. 以下关于剖宫产麻醉过程中低血压的处理,错误的是　(　　)

A. 体位对血压无影响　　B. 升压药物使用

C. 加快输液　　D. 腹部加压袋加压

7. 下列关于经鼻气管插管的说法正确的是　(　　)

A. 不易出血

B. 导管易耐受

C. 导管深度和经口插管一样

D. 导管大小与经口插管一样

8. 下面哪个不是肌松药　(　　)

A. 阿曲库铵　B. 咪达唑仑　C. 罗库溴铵　D. 维库溴铵

9. 下面哪项不是气管拔管的指征　(　　)

A. 血流动力不稳者　　B. 氧饱和度正常

C. 意识清醒　　D. 肌力恢复

10. 心脏患者术前高危征象不包括　(　　)

A. 慢性房颤患者

B. 肺动脉压/体动脉压＞0.91

C. 冠心病患者再次CABG手术

D. 6个月内发生过心肌梗死

11. 双腔支气管插管的主要目的是 ( )

A. 有利于更好地控制呼吸

B. 使健康肺和病侧肺的气道隔离通气

C. 通气效率高

D. 手术视野清晰

12. 剖宫产椎管内麻醉选择穿刺点为 ( )

A. L_1-L_2 B. T_{11}-L_1

C. L_2-L_3 D. L_3-L_4

13. ASA分类的Ⅳ类是指 ( )

A. 濒死状态,手术危险性极大

B. 重要脏器严重病变,代偿差

C. 重要脏器轻度病变,代偿好

D. 重要脏器严重病变,代偿不全已威胁生命

14. 经口插管时导管过声门应该再进多少深度合适 ( )

A. 3～4cm B. 1～2cm

C. 4～6cm D. 3～5cm

15. 人工气腹对生理的影响不包括 ( )

A. 肺顺应性增加 B. 腹腔脏器供血减少

C. 呼气末二氧化碳升高 D. 胃内压升高,误吸风险大

16. 椎管内阻滞血压下降的原因是 ( )

A. 肌肉麻痹 B. 肾上腺阻滞

C. 交感神经阻滞 D. 副交感神经阻滞

17. 下列哪项不是气管内插管的并发症 ( )

A. 心血管反应 B. 软组织损伤

C. 误入食管 D. 呼吸抑制

18. 体表肚脐的神经支配是 ( )

A. T10 B. T8 C. T12 D. T6

19. 心脏复苏效果最佳的药物是 ( )

A. 利多卡因 B. 肾上腺素

C. 阿托品 D. 异丙肾上腺素

20. 为保证全身麻醉手术安全,最有意义的监测是 ( )

A. 脑电图

B. 心电图

C. 脉搏血氧饱和度和呼气末二氧化碳浓度

D. 体温

21. 中心静脉压指的是 ( )

A. 每个心动周期中动脉血压的平均值

B. 右心房和胸腔内大静脉的血压

C. 左室舒张末期压力

D. 导管与肺毛细血管相通所测的压力

22. 肝功能不全患者实施全身麻醉,最适宜的肌松药是 ( )

A. 琥珀胆碱 B. 顺阿曲库铵

C. 维库溴铵 D. 罗库溴铵

23. 显露声门的第一标志是 ( )

A. 会厌 B. 门齿 C. 悬雍垂 D. 声带

24. 心梗患者,择期手术应推迟到梗死后 ( )

A. 2个月 B. 3个月 C. 6个月 D. 8个月

25. 下列哪项不是硬膜外麻醉的禁忌证 ( )

A. 穿刺部位感染 B. 凝血功能障碍

C. 休克 D. 严重贫血

二、问答题(每题25分,共50分)

1. 简述气管插管的适应证及禁忌证?

2. 患者麻醉前评估包括哪些内容?

麻醉科住院医师规范化培训(麻醉专业)出科考试试题(样卷)

姓名______　科室______　医院______　工号_____　得分____

一、单选题(每题1.5分,共60分)

1. 小儿心源性肺水肿最为常见的原因为　(　　)

A. 术中输液过量　B. 感染

C. 误吸　D. 肺挫伤

2. 使用过量最易引起心律失常的是　(　　)

A. 去甲肾上腺素　B. 肾上腺素

C. 间羟胺　D. 麻黄碱

3. 下列电解质浓度的变化哪项不符合肾上腺皮质功能减退(　　)

A. 细胞内钠降低　B. 尿钠增加

C. 细胞内钾增加　D. 尿钾降低

4. 吗啡使用的适应证是　(　　)

A. 支气管哮喘和上呼吸道梗阻

B. 急性心肌梗死引起的急性疼痛

C. 严重肝功能障碍

D. 颅内占位性病变或颅脑外伤

5.下列哪种因素与脑内麻醉药分压无关　(　　)

A. 吸入麻醉　B. 肺泡通气量

C. 体内降解速率　D. 肺摄取麻醉药速率

6. 硬膜外间隙哪段负压最明显 ( )

A. 颈段 B. 上胸段 C. 腰段 D. 骶段

7. 婴幼儿喉头最狭窄处是 ( )

A. 喉咽部 B. 声门裂处

C. 环状软骨水平 D. 鼻咽部

8. 硬膜外阻滞后下述哪类患者血压下降幅度最大 ( )

A. 小儿 B. 子宫肌瘤患者

C. 高血压患者 D. 糖尿病患者

9. 为确保控制降压时成年患者的安全,平均动脉压应不低于( )

A. 50mmHg B. 55mmHg C. 60mmHg D. 66mmHg

10. 下列关于甲状旁腺激素对肾脏作用的叙述正确的是 ( )

A. 促进钙的排泄 B. 促进钠的再吸收

C. 抑制磷的排泄 D. 促进磷的排泄

11. 下列哪种局麻药的一次最大剂量是错误的? ( )

A. 普鲁卡因100mg B. 可卡因200mg

C. 丁卡因400mg D. 利多卡因500mg

12. 麻黄碱可以兴奋下列哪种受体 ( )

A. α和β受体 B. 阿片受体 C. β受体 D. α受体

13. 解除舌后坠的方法,哪项除外 ( )

A. 偏头 B. 垫枕抬头 C. 托下颌 D. 提颏

14. 有关吸入麻醉药扩散到肺毛细血管内血液的说法,哪项正确 ( )

A. 吸入麻醉药的气体分压差越大,摄取越慢

B. 吸入麻醉药的血/气溶解系数越大,摄取越少

C. 心排血量越大,摄取越少

D. 肺泡通气量增加,摄取量减少

15. 癫痫患者最不宜选用下列哪种药物　(　　)

A. γ-羟丁酸钠　　B. 依托咪酯

C. 氯胺酮　　D. 硫喷妥钠

16. 门静脉系统与体循环之间主要的交通吻合，下列哪项不对　(　　)

A. 腹膜后肠系膜静脉分支与下腔静脉分支吻合

B. 脐旁静脉与腹壁上、下深静脉吻合

C. 胃冠状静脉与乳内静脉吻合

D. 胃冠状静脉与食管下端静脉丛吻合

17. 有关低温在麻醉中的应用，下列哪项不正确　(　　)

A. 低温可使组织器官代谢率及耗氧量下降

B. 低温主要用于心内直视手术、颅内动脉瘤及其他创伤大、出血多的手术

C. 复温时使体温升至36℃即可停止复温

D. 低温可降低麻醉药代谢，使苏醒延迟

18. 风心病二尖瓣狭窄最常见的心律失常是　(　　)

A. 房室传导阻滞　　B. 室性期前收缩

C. 心房颤动　　D. 心室颤动

19. 关于出凝血功能障碍患者的麻醉处理不正确的为　(　　)

A. 均应采用局部浸润麻醉以防血肿形成

B. 全身麻醉气管内插管仍应注意保护口咽部黏膜

C. 术前输新鲜血或凝血因子后可慎重选用硬膜外麻醉

D. 可选用静脉麻醉

20. 患者男性70岁，在低位腰麻下行前列腺电切术，术中以4%甘露醇液冲洗膀胱。2小时后患者诉呼吸困难，双肺底闻及湿

啰音，最可能的诊断是 （ ）

A. 水中毒 B. 水中毒合并急性左心衰

C. 肺栓塞 D. 支气管哮喘发作

21. 下列哪项是大量失血时最早期的反应 （ ）

A. 外周阻力降低

B. 循环血液中血管紧张素Ⅱ含量增多

C. 毛细血管中组织液重吸收

D. 外周阻力增加

22. 对Mendelson综合征的描述，错误的是 （ ）

A. 1946年首先由Mendelson描述

B. 误吸后2～4小时出现“哮喘样综合征”

C. 临床表现有发绀、心动过速、支气管痉挛和呼吸困难等

D. pH＜2.5的胃液比pH＞2.5的胃液所致的肺损害重

23. 有关腰麻后发生的脑神经麻痹，说法正确的是 （ ）

A. 以第Ⅵ对脑神经发生率高

B. 第Ⅸ对脑神经麻痹多见

C. 原因为无菌性脊髓膜炎

D. 50%的病例须经1年以上才能恢复

24. 下列哪些因素能使脉压增大 （ ）

A. 大动脉管壁的弹性减弱 B. 心率加快

C. 交感神经系统兴奋 D. 血管升压素水平增高

25. 解除喉痉挛的首选措施是 （ ）

A. 粗针环甲膜穿刺 B. 快速气管插管

C. 静注琥珀胆碱 D. 面罩加压吸氧

26. 全麻期肺栓塞的临床表现,描述不正确的是　(　　)

A. 通气好但有进展性发绀　B. 低血压

C. 呼吸困难　D. 肺部哮鸣音

27. 糖尿病患者急诊手术时,最应注意的问题是　(　　)

A. 空腹血糖8.33mmol/L　B. 尿酮体阳性

C. 尿糖阳性　D. 空腹血糖11.11mmol/L

28. 最有发展前景的心排血量和心功能无创监测方法是　(　　)

A. 食管超声心动图　B. 超声心动图

C. 热稀释法测心排血量　D. 桡动脉搏动图分析

29. 下列哪种药物镇痛作用最强　(　　)

A. 盐酸吗啡　B. 阿芬太尼　C. 芬太尼　D. 舒芬太尼

30. 地氟烷与目前其他吸入麻醉药之比较,正确的是　(　　)

A. 地氟烷的沸点最高

B. 血/气分配系数最高

C. 遇碱石灰的稳定性较差

D. 抑制脑皮质与异氟烷相似

31. 为避免锁骨下穿刺发生气胸,应注意下述哪一点　(　　)

A. 进针点为锁骨中内1/3交界处

B. 针尖尽量指向胸骨上窝

C. 穿刺针贴近锁骨后缘

D. 针尖指向甲状软骨

32. 脊麻患者注入局麻药7分钟后,脉搏由85次/分降至45次/分,原因是　(　　)

A. 反射性迷走神经兴奋　B. 心交感神经受抑制

C. 用药量过大　D. 双下肢肌肉瘫痪

33. 颅脑手术术中输液时，通常不选用 ( )

A. 乳酸钠林格注射液　　B. 生理盐水

C. 甘露醇　　D. 5%葡萄糖

34. 下列哪项不符合外科患者围术期输血原则 ( )

A. 成分输血与晶体溶液交叉输注

B. 输新鲜血有利于减少手术野出血

C. 手术开始时可单纯输晶体溶液

D. 输血量一般应超过失血量

35. 关于呼吸系统评估，以下哪项不正确 ( )

A. 急性呼吸系统感染期间，忌行择期性手术

B. 慢性阻塞性肺病患者，常有不同程度的肺动脉高压

C. 急性呼吸系统感染患者可在感染得到充分控制后1～2天内行择期手术

D. 对可能出现肺内感染扩散、堵塞或大出血的患者应使用双腔支气管导管

36. 在创伤后免疫和代谢反应中十分重要的是以下哪项？其血浓度低于正常值的50%时，患者因创伤或感染导致的病死率将大大提高 ( )

A. 前列腺素　B. 白介素-1　C. 补体　D.白三烯

37. 下列关于妊娠合并外科疾病时是否施行麻醉和手术，哪项错误 ( )

A. 必须考虑孕妇和胎儿的安全性

B. 妊娠头3个月易导致胎儿畸形或流产，尽可能避免手术

C. 择期手术可在4个月以后施行

D. 妊娠4～6个月是手术治疗的最佳时机，必要时可施行限期手术

38. 在评估心脏患者对麻醉和手术的耐受力时,下列因素中哪项是最重要的 ( )

A. 心脏储备力　　B. 心排血量

C. 血压　　D. 洋地黄治疗

39. 小儿硬膜外阻滞时,利多卡因宜用 ( )

A. 0.7%～1.5%,1～2mg/kg

B. 1%～2%,4～5mg/kg

C. 0.7%～1.5%,8～10mg/kg

D. 1.5%～2%,5～7mg/kg

40. 关于麻醉前用药的药理作用,以下哪项叙述正确 ( )

A. 催眠剂量巴比妥类药可产生遗忘和镇静作用

B. 哌替啶有时可出现“遗忘”呼吸现象

C. 地西泮可产生解除恐惧、引导睡眠和遗忘作用

D. 阿托品不能直接兴奋呼吸中枢

41. 使用强心苷治疗慢性心功能不全疗效较好的是 ( )

A. 甲状腺功能亢进性心脏病

B. 贫血性心脏病

C. 单纯二尖瓣狭窄性心脏病

D. 风湿性心脏病

二、简答题(任意选择四题,每题10分,共40分)

1. 重度肥胖患者,行UPPP术,术前需做哪些准备？如何诱导插管？拔管后出现低氧血症如何处理？

2. 患者宫外孕破裂,休克。如何进行术前准备及诱导?如需输血,输血指征是什么?大量输血并发症有哪些?

3. 五种型号的喉罩相对应的患者公斤体重是多少?喉罩使用禁忌证有哪些?

4. 简述臂丛神经组成,以及肌间沟神经阻滞、锁骨上神经阻滞、腋神经阻滞的优缺点和适用手术范围?

5. 68岁男性患者,既往高血压病史,血压148/92mmHg。拟行FESS术,术中需行控制性降压。请问控制性降压定义是什么?维持血压的主要因素有哪些?该患者适合降压程度的范围是多少?控制性降压的禁忌证有哪些?

麻醉科住院医师规范化培训(麻醉专业一年级)年度考试试题(样卷)

姓名______　科室______　医院______　工号______　得分____

一、单选题(每题3分,共60分)

1. 使用过量最易引起心律失常的是　(　　)

   A. 去甲肾上腺素　　B. 肾上腺素

   C. 间羟胺　　D. 麻黄碱

2. 吗啡的适应证是　(　　)

   A. 支气管哮喘和上呼吸道梗阻

   B. 急性心肌梗死引起的急性疼痛

   C. 严重肝功能障碍

   D. 颅内占位性病变或颅脑外伤

3. 硬膜外间隙哪段负压最明显　(　　)

   A. 颈段　　B. 上胸段

   C. 腰段　　D. 骶段

4. 下列关于甲状旁腺激素对肾脏作用的叙述正确的是　(　　)

   A. 促进钙的排泄　　B. 促进钠的再吸收

   C. 抑制磷的排泄　　D. 促进磷的排泄

5. 下列哪种局麻药的一次最大剂量是错误的?　(　　)

   A. 普鲁卡因100mg　　B. 可卡因200mg

   C. 丁卡因400mg　　D. 利多卡因500mg

6. 麻黄碱可以兴奋下列哪种受体 （　　）

A. α和β受体　B. 阿片受体　C. β受体　D. α受体

7. 解除舌后坠的方法，哪项除外 （　　）

A. 偏头　B. 垫枕抬头　C. 托下颌　D. 提颏

8. 下列关于门静脉系统与体循环之间主要的交通吻合叙述，哪项不对 （　　）

A. 腹膜后肠系膜静脉分支与下腔静脉分支吻合

B. 脐旁静脉与腹壁上、下深静脉吻合

C. 胃冠状静脉与乳内静脉吻合

D. 胃冠状静脉与食管下端静脉丛吻合

9. 风心病二尖瓣狭窄最常见的心律失常类型是 （　　）

A. 房室传导阻滞　B. 室性期前收缩

C. 心房颤动　D. 心室颤动

10. 下列关于出凝血功能障碍患者的麻醉处理不正确的是（　　）

A. 均应采用局部浸润麻醉以防血肿形成

B. 全身麻醉气管内插管仍应注意保护口咽部黏膜

C. 术前输新鲜血或凝血因子后可慎重选用硬膜外麻醉

D. 可选用静脉麻醉

11. 下列有关腰麻后发生的脑神经麻痹，说法正确的是 （　　）

A. 以第Ⅵ对脑神经发生率高

B. 第Ⅸ对脑神经麻痹多见

C. 原因为无菌性脊髓膜炎

D. 50%的病例须经1年以上才能恢复

12. 下列哪些因素能使脉压增大 （　　）

A. 大动脉管壁的弹性减弱　B. 心率加快

C. 交感神经系统兴奋　　　　D. 血管升压素水平增高

13. 下列哪种药物镇痛作用最强　（　　）

A. 盐酸吗啡　B. 阿芬太尼　C. 芬太尼　D. 舒芬太尼

14. 地氟烷与目前其他吸入麻醉药之比较,正确的是　（　　）

A. 地氟烷的沸点最高

B. 血/气分配系数最高

C. 遇碱石灰的稳定性较差

D. 抑制脑皮质与异氟烷相似

15. 颅脑手术术中输液时,通常不选用　（　　）

A. 乳酸钠林格注射液　　B. 生理盐水

C. 甘露醇　　D. 5%葡萄糖

16. 下列哪项不符合外科患者围术期输血原则　（　　）

A. 成分输血与晶体溶液交叉输注

B. 输新鲜血有利于减少手术野出血

C. 手术开始时可单纯输晶体溶液

D. 输血量一般应超过失血量

17. 关于呼吸系统评估,以下哪项不正确　（　　）

A. 急性呼吸系统感染期间,忌行择期性手术

B. 慢性阻塞性肺病患者,常有不同程度的肺动脉高压

C. 急性呼吸系统感染患者可在感染得到充分控制后1～2天内行择期手术

D. 对可能出现肺内感染扩散、堵塞或大出血的患者应使用双腔支气管导管

18. 在创伤后免疫和代谢反应中十分重要的是以下哪项？其血浓度低于正常值的50%时,患者因创伤或感染导致的病死率将

大大提高　(　　)

A. 前列腺素　B. 白介素-1　C. 补体　D. 白三烯

19. 在评估心脏患者对麻醉和手术的耐受力时，下列因素中哪项最重要　(　　)

A. 心脏储备力 B. 心排血量　C. 血压　D. 洋地黄治疗

20. 小儿硬膜外阻滞时，利多卡因宜用　(　　)

A. 0.7%～1.5%，1～2mg/kg

B. 1%～2%，4～5mg/kg

C. 0.7%～1.5%，8～10mg/kg

D. 1.5%～2%，5～7mg/kg

二、简答题（每题20分，共40分）

1. 五种型号的喉罩相对应的患者公斤体重是多少？喉罩使用禁忌证有哪些？

2. 简述臂神经丛组成，以及肌间沟神经阻滞、锁骨上神经阻滞、腋神经阻滞的优缺点和适用手术范围？

麻醉科住院医师规范化培训(麻醉专业二年级)年度考试试题(样卷)

姓名_______ 科室______ 医院______ 工号_____ 得分____

一、单选题(每题3分,共60分)

1. 脊麻时下面哪一项下降最大 ( )
   A. 右房压 B. 左房压
   C. 心排血指数 D. 平均动脉压
2. 术前准备中,下列哪项处理不正确 ( )
   A. 心力衰竭患者需控制3~4周后才施行手术
   B. 糖尿病患者大手术前,必须将血糖控制到正常,尿糖阴性水平才能手术
   C. 肝功能衰竭者,不宜施行任何择期手术
   D. 肾功能重度损害者,只要在有效的透析下,仍能安全地耐受手术
3. 关于麻醉前治疗用药,以下哪种说法不正确 ( )
   A. 服用单胺氧化酶抑制剂,三环类抗抑郁药必须于术前2~3周停药
   B. 行抗凝治疗者,应停药3天以上
   C. 抗癫痫药可继续用于手术前
   D. β-受体阻滞剂对心肌收缩力具有明显抑制作用,麻醉中低血压发生率高,术前应停用

4. 局麻时患者出现面色苍白心悸、气短、烦躁不安，首先考虑（　　）

A. 局麻药中毒反应　　B. 过敏反应

C. 肾上腺素反应　　D. 高敏反应

5. 老年人麻醉期间给氧的最主要原因是（　　）

A. 冠心病　　B. 老年人呼吸功能减退

C. 肺顺应性降低　　D. 闭合气量增加

6. 临床上所谓阻滞平面是指（　　）

A. 交感神经阻滞平面　　B. 温觉阻滞平面

C. 痛觉神经阻滞平面　　D. 运动神经阻滞平面

7. 下列关于舌后坠致呼吸道梗阻的叙述，错误的是（　　）

A. 由于咬肌松弛，下颌下垂所致

B. 由于舌肌及颈部肌松弛，舌体后坠所致

C. 凡舌后坠均有鼾声

D. 成人、小儿均可发生

8. 治疗强心苷中毒所引起的心动过缓或房室传导阻滞，可用（　　）

A. 钾盐静脉滴注　　B. 阿托品

C. 苯妥英钠　　D. 钾盐口服

9. 大失血时选用下列哪种液体补充血容量效果最明显（　　）

A. 低分子右旋糖酐注射液　　B. 5%葡萄糖注射液

C. 乳酸钠林格注射液　　D. 琥珀酰明胶注射液

10. 下列关于老年人全身麻醉的做法哪项是不正确的（　　）

A. 诱导要平稳　　B. 保持呼吸道通畅

C. 维持较深的麻醉　　D. 选择毒性小的药物

11. 下列哪种因素与脑内麻醉药分压无关 ( )

A. 吸入麻醉　　B. 肺泡通气量

C. 体内降解速率　　D. 肺摄取麻醉药速率

12. 下列关于全麻期肺栓塞的临床表现,描述不正确的是 ( )

A. 通气好但有进展性发绀　　B. 低血压

C. 呼吸困难　　D. 肺部哮鸣音

13. 为避免锁骨下穿刺发生气胸,应注意以下哪一点 ( )

A. 进针点为锁骨中内1/3交界处

B. 针尖尽量指向胸骨上窝

C. 穿刺针贴近锁骨后缘

D. 针尖指向甲状软骨

14. 小儿心源性肺水肿最为常见的原因为 ( )

A. 术中输液过量　　B. 感染

C. 误吸　　D. 肺挫伤

15. 婴幼儿喉头最狭窄处是 ( )

A. 喉咽部　　B. 声门裂处

C. 环状软骨水平　　D.鼻咽部

16. 硬膜外阻滞后下述哪类患者血压下降幅度最大 ( )

A. 小儿　　B. 子宫肌瘤

C. 高血压　　D. 糖尿病

17. 癫痫患者最不宜选用下列哪种药物 ( )

A. γ-羟丁酸钠　　B. 依托咪酯

C. 氯胺酮　　D. 硫喷妥钠

18. 有关低温在麻醉中的应用,下列哪项不正确 ( )

A. 低温可使组织器官代谢率及耗氧量下降

B. 低温主要用于心内直视手术、颅内动脉瘤及其他创伤大、出血多的手术

C. 复温时使体温升至36℃即可停止复温

D. 低温可降低麻醉药代谢，使苏醒延迟

19. 下列哪项是大量失血时最早期的反应 （ ）

A. 外周阻力降低

B. 循环血液中血管紧张素Ⅱ含量增多

C. 毛细血管中组织液重吸收

D. 外周阻力增加

20. 关于麻醉前用药的药理作用，以下叙述哪项正确 （ ）

A. 催眠剂量巴比妥类药可产生遗忘和镇静作用

B. 哌替啶有时可出现“遗忘”呼吸现象

C. 地西泮可产生解除恐惧，引导睡眠和遗忘作用

D. 阿托品不能直接兴奋呼吸中枢

二、问答题（每题20分，共40分）

1. 患者宫外孕破裂，休克。如何进行术前准备及诱导？如需输血，输血指征是什么？大量输血并发症有哪些？

2. 54岁女性，股骨干骨折，硬膜外麻醉注入2%利多卡因5mL，5分钟后再注入2%利多卡因7mL后出现头晕、耳鸣、精神错乱。问该患者出现该情况诊断是什么？如何处理？行硬膜外麻醉时，利多卡因、布比卡因、罗哌卡因的最大剂量是多少？请列出至少两种酰胺类局麻药？

第五章
各类表格

本章共罗列了麻醉科住培医师信息登记表，麻醉科住培医师文献综述、读书报告点评登记表，住培医师—带教老师分配表，杭州市第一人民医院住培医师出科考核申请表，住院医师规范化培训出科考核记录表，麻醉科住培医师出科考核登记表，杭州市第一人民医院住培医师日常考勤、考核表，杭州市第一人民医院住培医师外院轮转月度考勤、考核表，杭州市第一人民医院住培医师请假审批单，杭州市第一人民医院住培医师销假回执单，住院医师规范化培训指导老师认定表，杭州市第一人民医院住培医师—专业导师沟通记录单，指导老师教学查房评分表，麻醉科指导老师临床带教评分表，共14份表格（见表5-1～表5-14）。

表 5-1　麻醉科住培医师信息登记表

姓名	性别	医院	专业	入科日期	轮转期限	带教老师	联系电话	备注

注：备注栏请填写出勤情况，如全勤、请假（各类请假必须以书面形式按规定审批）。

表5-2　麻醉科住培医师文献综述、读书报告点评登记表

日期	轮转医师	综述文献、读书报告内容	科内交流	点评	评分

注：读书报告或文献综述必须在科内交流，经老师点评、科主任签名后交科教科留存。

评分：优、良、合格、不合格。

表5-3 住培医师—带教老师分配表

序号	月份	专业基地	科室	带教老师工号	带教老师姓名	住培医师姓名

表 5-4　杭州市第一人民医院住培医师出科考核申请表

<table>
<tr><td>姓名</td><td colspan="2"></td><td colspan="2">身份证号(必填)</td><td colspan="3"></td></tr>
<tr><td>年级</td><td colspan="2">住培第____年</td><td colspan="2">人事单位</td><td colspan="3"></td></tr>
<tr><td colspan="2">轮转时间</td><td colspan="6">____年____月____日至____年____月____日,共____个月</td></tr>
<tr><td colspan="2">轮转科室</td><td></td><td>带教老师</td><td colspan="2"></td><td>考核时间</td><td></td></tr>
<tr><td colspan="8">对照《浙江省住院医师规范化培训标准》,本人已完成下列培训内容,申请进行出科考核。
疾病种类数:　　　　　　　　　　疾病数量:
临床技能操作种数:　　　　　　　　临床技能操作数量:

申请人签名:
年　　月　　日</td></tr>
<tr><td colspan="8">带教老师意见:
根据住培医师本人提出:
1. 轮转出科考核申请和培训记录填报完整。
2. 住培医师在培训期间的各方面表现附日常考核表。
3. 对学科未达标病种及技能的情况说明,如都已达标,则忽略此条。
是否同意其提出的轮转出科考核申请要求?

带教老师签名:
年　　月　　日</td></tr>
</table>

表5-5　住院医师规范化培训出科考核记录表

轮转科室：	轮转起止时间：　年　月至　年　月	
姓名：	专业：	选送单位：
技能考核时间：	年　月　日	考核得分：
理论考试得分：		
考核(操作)内容：		
老师提问：		
1.		
2.		
3.		
考核老师签名(3人以上)：		

表 5-6 麻醉科住培医师出科考核登记表

日期	姓名	理论考试	成绩	技能考核内容	成绩	主考人	秘书签名

注:1.技能考核内容:临床思维能力和(或)基本操作;

2.理论考试 闭卷考试后登记成绩,试卷由科教科统一保存。

表5-7 杭州市第一人民医院住培医师日常考勤、考核表

姓名		年级		培训专业		联系方式
所属单位		轮转科室		考勤月份		

考核项目	考核标准	是否合格	带教医师签名
医德医风	无医疗纠纷	□是 □否	
病历书写	无乙级病历	□是 □否	
医疗差错	无医疗差错	□是 □否	
学习病例数	80%以上	□是 □否	
学习病种数	80%以上	□是 □否	
技能操作/手术例数	80%以上	□是 □否	
专业技能培训	≥2次	□是 □否	
科内业务学习	出勤率80%及以上	□是 □否	
考勤内容： 请根据住培医师的医德医风、服务态度、培训考勤、培训计划完成情况做出评价(杭卫发〔2010〕256号文件标准)。 应出勤天数： 天 实际出勤天数： 天 缺勤天数： 天 缺勤类别： (病假、婚假、旷工等)			
考核结果:□合格 □不合格 科室负责人(签字) 教学干事(签字) 年 月 日			

注:1.各科轮转时,必须安排住培医师进行2～3次本专业技能训练;

2.请病假人员须提供病假条;各类假期申请者,请至医院科教科、人事科备案;

3.此表一式两份,1份月底前交科教科,1份轮转科室留底。

表5-8　杭州市第一人民医院住培医师外院轮转月度考勤、考核表

姓名：　　　　　　　　　　考核月份：　　年　　月

培训基地：　　　　　　　　培训专业基地：

一、考勤考核情况

请根据住培医师的医德医风、服务态度、培训考勤、培训计划完成情况做出评价(杭卫发〔2010〕256号文件标准)。

应出勤天数	天	实际出勤天数	天	备注
缺勤天数	天	缺勤类别		病假、产假、婚假、旷工等
考核结果：	□合格		□不合格	

二、培训基地下发经费情况(如未发填0)

中央财政补助	住宿补贴	餐补	其他
元/月	元/月	元/月	元/月

基地负责人(签字)：

培训基地所在医院(盖章)

年　　月　　日

注：1.请病假、产哺假者须提供医疗证明书；一式两份交至科教科、人事科备案；

2.请每月月底之前上交。

表 5-9　杭州市第一人民医院住培医师请假审批单

递交请假条日期：　　年　月　日　　销假日期：　　年　月　日

<table>
<tr><td>姓名</td><td></td><td>人事单位</td><td colspan="3"></td></tr>
<tr><td>规培科室</td><td></td><td>专业</td><td></td><td>联系电话</td><td></td></tr>
<tr><td>请假事由（相关证明）</td><td colspan="5"></td></tr>
<tr><td>请假时间</td><td colspan="5">年　月　日　时至　年　月　日　时，共　天</td></tr>
<tr><td>具体去向</td><td colspan="2"></td><td colspan="2">紧急联系人电话</td><td></td></tr>
<tr><td rowspan="5">审批程序</td><td colspan="5">带教老师或科主任意见：
签字：　日期：　年　月　日</td></tr>
<tr><td colspan="5">科教干事/教学秘书：
签字：　日期：　年　月　日</td></tr>
<tr><td colspan="5">专业基地主任意见：
签字：　日期：　年　月　日</td></tr>
<tr><td colspan="5">科教科意见：
签字：　日期：　年　月　日</td></tr>
<tr><td colspan="5">人事单位意见：
签字：　日期：　年　月　日</td></tr>
</table>

表 5-10　杭州市第一人民医院住培医师销假回执单

<table>
<tr><td>销假回执（交科教科）</td><td>兹有请假人　　已于　年　月　日　时返岗上班。
特此证明！
科室负责人签字：
年　月　日</td></tr>
</table>

注：1. 请将销假回执单裁剪下来，请假结束后按回执单要求填写后交到科教科；

2. 请将往返车（船）票和相关请假证明附后。

表5-11 住院医师规范化培训指导老师认定表

<table>
<tr><td>姓名</td><td></td><td>出生日期</td><td></td><td>医生级别</td><td></td><td rowspan="3"></td></tr>
<tr><td>学历</td><td></td><td>学位</td><td></td><td>毕业院校</td><td></td></tr>
<tr><td>专业</td><td></td><td>所属教研室</td><td></td><td>专业技术职称及取得时间</td><td></td></tr>
<tr><td>教学职称及取得时间</td><td></td><td>是/否博硕导</td><td></td><td>指导学生情况</td><td colspan="2"></td></tr>
<tr><td>工号</td><td></td><td>手机号码</td><td></td><td>E-mail</td><td colspan="2"></td></tr>
<tr><td rowspan="4">师资培训经历</td><td>时间</td><td colspan="4">培训名称</td><td>获培训证书情况</td></tr>
<tr><td></td><td colspan="4"></td><td></td></tr>
<tr><td></td><td colspan="4"></td><td></td></tr>
<tr><td></td><td colspan="4"></td><td></td></tr>
<tr><td rowspan="4">曾开展的教学
活动项目</td><td>时间</td><td colspan="2">活动名称</td><td>课时</td><td colspan="2">授课对象</td></tr>
<tr><td></td><td colspan="2"></td><td></td><td colspan="2"></td></tr>
<tr><td></td><td colspan="2"></td><td></td><td colspan="2"></td></tr>
<tr><td></td><td colspan="2"></td><td></td><td colspan="2"></td></tr>
<tr><td rowspan="3">熟练运用教学方法
（掌握其他方法填写
在空行处）</td><td>PBL</td><td colspan="2">会（ ） 不会（ ）</td><td>CBL</td><td colspan="2">会（ ） 不会（ ）</td></tr>
<tr><td>MinCEX</td><td colspan="2">会（ ） 不会（ ）</td><td>DOPS</td><td colspan="2">会（ ） 不会（ ）</td></tr>
<tr><td></td><td colspan="2">会（ ） 不会（ ）</td><td></td><td colspan="2">会（ ） 不会（ ）</td></tr>
<tr><td>科主任意见</td><td colspan="6">签名 日期</td></tr>
<tr><td>专业基地意见</td><td colspan="6">负责人签名 日期</td></tr>
<tr><td>住培办意见</td><td colspan="6">盖章 日期</td></tr>
</table>

表5-12 杭州市第一人民医院住培医师—专业导师沟通记录单

沟通日期	年　月　日	沟通时间	：分至　：分
沟通主题			
导师签名		住培医师签名	
面谈主要内容:(工作、学习、生活、思想方面情况)			
读书报告点评:(科研论文撰写情况等方面)			
导师对住培医师综合评估:			

表5-13　指导老师教学查房评分表

指导老师姓名：　　　　　专业技术职称：
患者病历号：　　　　　　疾病名称：

考核项目	考核内容	标准分	扣分	得分
教学能力（15分）	1. 准备工作充分，认真组织教学查房；态度严肃认真，仪表端正，行为得体，具有良好的医患沟通能力	5		
	2. 病例选择合适；熟悉患者病情，全面掌握近期病情演变	5		
	3. 均需医学硕士及以上学历，其中为副教授及以上专业技术职称，或主治医师职称年限≥3年	5		
教学数量（15分）	1. 教学查房数量：2次/周得5分，1次/周得3分，0次/周得0分	5		
	2. 指导住培医师数量：2人次/周得5分，1人次/周得3分，0人次/周得0分	5		
	3. 指导病例和靶区数量：4人次/周得5分，2人次/周得3分，0～1人次/周得0分	5		
教学质量（50分）	1. 与患者核实、补充病史，指导住培医师认真询问病史	5		
	2. 查体示范准确标准，及时纠正住培医师不正确手法并指导规范查体	5		
	3. 结合病例有层次地设疑提问，指导住培医师正确判读影像学资料等、分析各种辅助检查报告单，启发住培医师独立思考问题，训练其独立诊疗疾病的思维能力，并提出个人见解	5		
	4. 点评住培医师病历书写并指出不足，指导规范书写病历及总结病例特点，用语专业、规范，合理教授专业英语词汇	5		
	5. 指导住培医师做出正确的分期诊断、鉴别诊断，根据循证医学明确所选病例的治疗原则并判断预后	5		

续表

考核项目	考核内容	标准分	扣分	得分
教学质量（50分）	6. 合理使用病例资源，鼓励住培医师临床实践、提高动手能力。其中指导定位方法（2分）、勾画靶区（10分）、选择合适的放疗技术（2分）、给予合理的处方剂量（4分），并对正常组织进行限量（2分）	20		
	7. 结合病例，联系理论基础，讲解疑难问题和介绍医学新进展，并指导住培医师阅读有关书籍、文献、参考资料等	5		
住培医师反馈（15分）	1. 通过查房训练培训对象医患沟通、采集病史技巧，体格检查手法，临床思维	5		
	2. 查房内容及形式充实，重点突出，时间安排合理，住培医师能掌握或理解大部分查房内容	5		
	3. 查房基本模式、过程、效果达到预期目的	5		
住培医师考试通过率（5分）	≥90%得5分，≥80%得4分，≥70%得3分，≥60%得2分，<60%不得分	5		
合计		100		

考核专家：　　　　　　　　　　　　　　　　　　　　　年　　月　　日

表5-14 麻醉科指导老师临床带教评分表

专业基地： 培训基地(医院)：
指导老师姓名： 专业技术职称：
患者病历号： 疾病名称：

考核项目	考核内容	标准分	得分
教学准备(15分)	准备工作充分，认真组织麻醉临床教学	5	
	病例选择合适	5	
	熟悉患者病情	5	
临床带教指导(40分)	1. 有教书育人意识，尊重和关心患者，注意医德医风教育和医学伦理人文教育，体现严肃、严谨、严格的医疗作风	5	
	2. 患者核实、补充病史，指导住培医师认真询问病史，与手术团队核实术前信息，指导住培医师保证医疗安全	5	
	3. 与手术团队核实术前信息、手术方式和术中注意事项，明确术前准备是否完善，指导住培医师保证医疗安全	5	
	4. 指导住培医师正确判读辅助检查结果，分析各种辅助检查报告单，并提出个人见解	5	
	5. 点评住培医师书写麻醉记录单、麻醉访视单、知情同意书等与麻醉相关的医疗文书，并指出不足，指导规范书写	5	
	6. 指导住培医师制订正确的麻醉方案，并提出相应依据	5	
	7. 指导住培医师制订正确的麻醉方案(原稿：诊疗计划)，认真及时检查住培医师的每一个主要操作步骤	10	

续表

考核项目	考核内容	标准分	得分
带教方法（25分）	1. 结合病例有层次地设疑提问，启发住培医师独立思考问题、独立解决问题的临床决策能力	5	
	2. 鼓励住培医师主动提问，并耐心解答各种问题	5	
	3. 合理使用病例资源，鼓励住培医师临床实践，提高动手能力	5	
	4. 用语专业、规范，合理教授专业英语词汇	5	
	5. 及时归纳教学内容，指导住培医师点结学习内容	5	
带教效果（15分）	1. 通过麻醉临床教学训练，住培医师术前与患者和手术团队的沟通、术中对各项生命体征指标的监测与管理、术后的复苏和镇痛的实施以及解决围术期问题的临床思维与决策能力、术后的复苏观察等技巧（原稿：医患沟通、采集病史技巧，体格检查手法、临床思维）	5	
	2. 麻醉临床教学内容及形式充实，重点突出，时间安排合理，住培医师能掌握或理解大部分教学内容	5	
	3. 麻醉临床教学基本模式、过程、效果达到预期目的	5	
指导医师总体印象（5分）	态度严肃认真，仪表端正，行为得体，着装大方，谈吐文雅	5	
合计		100	

考核专家：　　　　　　　　　　　　　　　　　　　　年　　月　　日

第六章
疼痛诊疗相关文书规范

第一节　疼痛门诊文书规范

一、病历书写基本要求

1. 病历是指医务人员在医疗活动过程中形成的文字、符号、图表、影像、切片等资料的总和，包括门(急)诊病历和住院病历。

2. 病历书写是指医务人员通过问诊、查体、辅助检查、诊断、治疗、护理等医疗活动获得有关资料，并进行归纳、分析、整理，形成医疗活动记录的行为。

3. 病历书写应当客观、真实、准确、及时、完整、规范。

4. 病历书写应当使用蓝黑墨水、碳素墨水，需复写的病历资料可以使用蓝或黑色油水的圆珠笔。计算机打印的病历应当符合病历保存的要求。

5. 病历书写应当使用中文，通用的外文缩写和无正式中文译名的症状、体征、疾病名称等可以使用外文。

6. 病历书写应规范使用医学术语，文字工整，字迹清晰，表述准确,语句通顺,标点正确。

7. 病历书写过程中出现错字时,应当用双线划在错字上,保持原记录清楚、可辨,并注明修改时间,修改人签名,不得采用刮、粘、涂等方法掩盖或去除原来的字迹。上级医务人员有审查修改下级医务人员书写的病历的责任。

8. 病历应当按照规定的内容书写,并由相应医务人员签名。实习医务人员、试用期医务人员书写的病历,应当经过本医疗机构注册的医务人员审阅、修改并签名。进修医务人员根据医疗机构认定其胜任本专业工作实际情况书写病历。

9. 病历书写一律使用阿拉伯数字书写日期和时间,采用24小时制记录。

10. 对需取得患者书面同意方可进行的医疗活动,应当由患者本人签署知情同意书。患者不具备完全民事行为能力时,应当由其法定代理人签字;患者因病无法签字时,应当由其授权的人员签字;为抢救患者,在法定代理人或被授权人无法及时签字的情况下,可由医疗机构负责人或者授权的负责人签字。因实施保护性医疗措施不宜向患者说明情况的,应当将有关情况告知患者近亲属,由患者近亲属签署知情同意书,并及时记录。患者无近亲属的或者患者近亲属无法签署同意书的,由患者的法定代理人或者关系人签署同意书。

二、疼痛门诊病历书写内容及要求

1. 门诊病历内容包括门诊病历首页(门诊手册封面)、病历记录、化验单(检验报告)、医学影像检查资料等。

2. 门诊病历首页内容应当包括患者姓名、性别、出生年月日、民族、婚姻状况、职业、工作单位、住址、药物过敏史等项目。门诊手册封面内容应当包括患者姓名、性别、年龄、工作单位或住址、药物过敏史等项目。

3. 门诊病历记录分为初诊病历记录和复诊病历记录。

初诊病历记录书写内容应当包括就诊时间、就诊科室、主诉、现病史、既往史、阳性体征、必要的阴性体征和辅助检查结果，诊断及治疗意见和医师签名等。

（1）门诊病历撰写力求内容完整、简明精确、重点突出、文字清晰易辨，药名拼写无误。

（2）病史：要突出主诉、发病过程、相关阳性体征及有鉴别诊断价值的阴性体征，但一般性阴性体征可不列举；与本次疾病有关的既往史，特别是以往出院诊断和重要药物治疗史要正确记录。

（3）体检：要重点突出而无重要疏漏；除阳性体征外，与疾病有关的重要阴性体征亦应记录。

（4）辅助检查结果：要详细摘录以往及近期的实验室检查或特殊检查结果，以资比较或引用。

（5）诊断：应按主次排列，力求完整全面，要严格区分确定和不确定的或尚待证实的诊断。

（6）处理意见：包括下列内容之一或数项。

1）提出进一步检查的项目（及其理由）。

2）治疗用药（药名、剂型、计量规格、总量、给药方法、给药途径）。

3）随机（立即）会诊或约定会诊申请或建议。

4）其他医疗性嘱咐。

5）病休医嘱。

（7）医师签名：签全名或盖章。

4. 复诊病历记录书写内容应当包括就诊时间、就诊科室、主诉、病史、必要的体格检查和辅助检查结果、诊断、治疗处理意见和医师签名等。

（1）复诊病史的必需项目与撰写要求原则上与初诊病史一致。

（2）同一疾病相隔3个月以上复诊者原则上按初诊患者处理，但可适当简化（例如：可在一开始即提明原先确定的诊断）。

（3）一般复诊病史需写明以下内容。

1）经上次处理后，患者的症状、体征、病情变化情况及疗效。

2）初诊时各种实验室或特殊检查结果的反馈（转录）。

3）记载新出现的症状或体征（包括治疗后的不良反应）。

4）根据新近情况列出进一步的诊疗步骤和提出处理意见。

5）补充诊断、修正诊断或维持原有的诊断。

6）医师签全名或盖章。

5. 门诊病历记录应当由接诊医师在患者就诊时及时完成。

三、疼痛门诊处方书写规范

处方标准由国家卫生计生委统一规定，处方格式由省级卫生行政部门统一制定，处方由医疗机构按照规定的标准和格式印制。医生书写处方应当符合下列规则。

1. 患者一般情况、临床诊断填写清晰、完整，并与病历记载相一致。

2. 每张处方限于一名患者的用药。

3. 字迹清楚，不得涂改；如需修改，应当在修改处签名并注明修改日期。

4. 药品名称应当使用规范的中文名称，无中文名称的可以使用规范的英文名称书写；医疗机构或者医师、药师不得自行编制药品缩写、医学教育网搜集整理名称或者使用代号；书写药品名称、剂量、规格、用法、用量要准确规范，药品用法可用规范的中文、英文、拉丁文或缩写体书写，但不得使用“遵医嘱”“自用”等含糊不清字句。

5. 应当填写患者实足年龄，新生儿和婴幼儿写明日龄或月龄，必要时要注明体重。

6. 西药和中成药可以分别或在同一张处方上开具，但中药饮片应当单独开具处方。

7. 开具西药、中成药，每张处方不得超过5种药品。

8. 中药饮片处方的书写，一般应当按照“君、臣、佐、使”的顺序排列；调剂、煎煮的特殊要求注明在药品右上方，并加括号，如布包、先煎、后下等；对饮片的产地、炮制有特殊要求的，应当在药品名称之前写明。麻醉药品和一类精神药品处方必须有患者身份证号码(或代办人姓名、性别、年龄、身份证号码)。

9. 药品用法用量应当按照药品说明书规定的常规用法用量使用，特殊情况需要超剂量使用时，应当注明原因并再次签名。

10. 除特殊情况外，应当注明临床诊断。

11. 开具处方后的空白处画一斜线以示处方完毕。

12. 处方医师的签名式样和专用签章应当与院内药学部门留样备查的式样一致，不得任意改动，否则应当重新登记留样备案。同时药品剂量与数理应用阿拉伯数字书写。剂量应当使用法定计量单位。

13. 药品超剂量使用要注明原因及再次签名,普通处方用药不超过7日量,急诊处方不超过3日量,慢性病可适当延长使用天数,但必须注明原因。

14. 处方用纸符合要求:急诊处方——淡黄色,普通处方——白色,麻醉处方——淡红色,一类精神药品处方——淡红色,二类精神药品处方——白色。

15. 审核、调配、医生签章等清晰规范。

16. 住培医师在开具处方过程中,应当经所在医疗机构有处方权的执业医师审核并签名或加盖专用签章后方有效。

四、疼痛门诊检查与治疗申请单书写规范

1. 需准确书写患者一般项目包括患者姓名、性别、年龄、科室、床号、住院号、病例编号等项目。

2. 简明扼要书写患者病史及此次入院诊疗经过,明确书写患者目前诊断。

3. 明确书写患者与所申请检查或诊疗相关的既往史情况。

4. 明确书写申请检查或诊疗的原因。

5. 明确书写所申请检查或诊疗的项目名称,力争准确无误,专业术语规范。

6. 明确注明在医院内检查或诊疗的具体地点。

7. 申请单书写结束后,由开单者签名确认并详细书写开单时间。

五、住院申请单书写规范

1. 需准确书写患者一般项目包括患者姓名、性别、年龄、门诊号、开单科室等项目。

2. 明确书写患者入院科室、入院诊断。

3. 明确书写患者“急诊入院”或“平诊入院”。

4. 明确书写患者入院病情(病危、病重或病轻)、运送方式(担架、扶行或自走)、沐浴方式(盆浴、免浴或床上擦浴)、隔离情况(严密隔离、床边隔离、呼吸隔离、接触隔离或无需隔离)、卧床方式(平卧、半卧、无枕或床脚抬高)和饮食要求(干饭、半流质、流质或禁食)。

5. 注明办理入院地址及病房地址。

6. 明确书写入院管床三级医师组名字。

7. 书写结束后,由开单者签名确认并详细书写开单时间。

第二节　疼痛病房文书规范

疼痛病房住院病历内容包括住院病案首页、入院记录、病程记录、手术知情同意书、麻醉知情同意书、输血治疗知情同意书、特殊检查(特殊治疗)同意书、病危(重)通知书、医嘱单、辅助检查报告单、体温单、医学影像检查资料、病理资料等。病历书写基本要求同门诊文书内容。

一、入院记录

入院记录是指患者入院后,由经治医师通过问诊、查体、辅助检查获得有关资料，并对这些资料归纳分析书写而成的记录。可分为入院记录、再次或多次入院记录、24小时内入出院记录、24小时内入院死亡记录。

入院记录、再次或多次入院记录应当于患者入院后24小时内完成；24小时内入出院记录应当于患者出院后24小时内完成，24小时内入院死亡记录应当于患者死亡后24小时内完成。

（一）入院记录的要求及内容

1. 患者一般情况包括姓名、性别、年龄、民族、婚姻状况、出生地、职业、入院时间、记录时间、病史陈述者。

2. 主诉是指促使患者就诊的主要症状（或体征）及持续时间。

3. 现病史是指患者本次疾病的发生、演变、诊疗等方面的详细情况，应当按时间顺序书写。内容包括发病情况、主要症状特点及其发展变化情况、伴随症状、发病后诊疗经过及结果、睡眠和饮食等一般情况的变化，以及与鉴别诊断有关的阳性或阴性资料等。

（1）发病情况：记录发病的时间、地点、起病缓急、前驱症状、可能的原因或诱因。

（2）主要症状特点及其发展变化情况：按发生的先后顺序描述主要症状的部位、性质、持续时间、程度、缓解或加剧因素，以及演变发展情况。

（3）伴随症状：记录伴随症状，描述伴随症状与主要症状之间的相互关系。

（4）发病以来诊治经过及结果：记录患者发病后到入院前，在院内、外接受检查与治疗的详细经过及效果。对患者提供的药名、诊断和手术名称需加引号（“”）以示区别。

（5）发病以来一般情况：简要记录患者发病后的精神状态、睡眠、食欲、大小便、体重等情况。

与本次疾病虽无紧密关系、但仍需治疗的其他疾病，可在现病史后另起一段予以记录。

4. 既往史是指患者过去的健康和疾病情况。内容包括既往一般健康状况、疾病史、传染病史、预防接种史、手术外伤史、输血史、食物或药物过敏史等。

5. 个人史、婚育史、月经史、家族史。

（1）个人史：记录出生地及长期居留地，生活习惯及有无烟、酒、药物等嗜好，职业与工作条件及有无工业毒物、粉尘、放射性物质接触史，有无冶游史。

（2）婚育史、月经史：包括婚姻状况、结婚年龄、配偶健康状况、有无子女等。女性患者记录初潮年龄、行经期天数 、间隔天数、末次月经时间（或闭经年龄），月经量、痛经及生育等情况。

（3）家族史：父母、兄弟、姐妹健康状况，有无与患者类似疾病，有无家族遗传倾向的疾病。

（二）体格检查

体格检查内容应当按照系统循序书写。

1. 体温、脉搏、呼吸、血压。

2. 一般情况。

（1）发育、营养、神志、体位、表情和面容、步态、检查是否合作。

（2）皮肤黏膜：色泽、弹性、温度、皮疹、出血、蜘蛛痣、水肿、毛发分布、瘢痕、溃疡等。

（3）全身浅表淋巴结：肿大者应记录部位、大小、数目、硬度、压痛、活动度。

(4) 瘘管、瘢痕。

3. 头部及头部器官:头部的形状、大小、压痛、肿块。

(1) 眼:眼睑、结膜、巩膜、角膜、瞳孔(形状、大小、对光及调节反应)、眼球(突出、运动、震颤)。

(2) 耳:外形、听力、分泌物、乳突。

(3) 鼻:外形、鼻中隔偏曲、鼻翼扇动、分泌物、鼻窦压痛。

(4) 口腔:气味、唾液分泌、唇(色、疱疹、溃疡)、黏膜(色、溃疡、斑疹、色素沉着)、牙齿(数目、色泽、缺齿、龋齿)、牙龈(发红、肿胀、出血、齿槽溢脓、色素沉着、铅线)、舌(位置、苔、乳头、震颤)、扁桃体(大小、充血、分泌物)、腮腺大小。

4. 颈部:软硬度、颈静脉充盈、颈动脉异常搏动、气管位置、甲状腺(大小、硬度、对称性、表面情况、压痛、震颤、血管杂音)。

5. 胸部:胸廓形态、肋间隙、胸壁静脉、胸壁压痛、乳房、血管杂音。

(1) 肺部

视诊:呼吸运动、呼吸频率、节律、深度。

触诊:呼吸运动度、语颤、摩擦感。

叩诊:叩诊音的分布、肺下界和肺下界移动度。

听诊:呼吸音、啰音、语音传导、摩擦音。

(2) 心脏

视诊:心前区隆起、心尖搏动(位置、范围、强弱、节律、频率)。

触诊:心尖搏动(位置、强度、范围、节律、频率)、震颤(部位、时期)。

叩诊:叩诊左、右心界,测量其至胸骨中线的距离,结合锁骨中线至前中线的距离，判断心界是否扩大。

听诊：心率、心律、心音、附加音、杂音（部位、时期、性质、强弱、传导、与体位及呼吸的关系）、心包摩擦音。

血管检查：桡动脉的节律、两侧强度是否相等，有无脉搏短绌。动脉壁性质、紧张度，波形（奇脉、重脉、水冲脉、交替脉）。毛细血管搏动、枪击音、杜式（Duroziez）双重音、静脉营营声。

6. 腹部

（1）视诊：形态、呼吸运动、腹壁静脉曲张和血流方向、胃肠形及蠕动波、腹壁皮肤。

（2）触诊：腹肌紧张度、压痛、反跳痛，腹部肿块（部位、大小、形态、质地、边界、压痛、活动度）、水波感，脏器触诊（肝、脾、胆囊、肾）。

肝：大小、边缘、质地、表面情况、压痛、活动度。

胆囊：可否触到，大小、压痛、墨菲征。

脾：大小、边缘、质地、压痛及表面情况。

肾：可否触到，大小、压痛、质地、表面状态、活动度，肋脊点、肋腰点是否有压痛。

（3）叩诊：叩诊音的性质、移动性浊音、肝浊音界、肝肾区叩痛、膀胱充盈。

（4）听诊：肠鸣音（活跃、增多、消失、音调），震水音、血管杂音。

7. 直肠肛门：痔、脱肛、瘘。如做肛门指检应记录括约肌的紧张度、内痔、肿瘤，手指套有无血液等。必要时检查外生殖器官。

8. 脊柱四肢：畸形、压痛、强直、瘫痪、肌肉萎缩、骨折、杵状指、静脉曲张及关节情况（红肿、积液、畸形、活动度）。

9. 神经系统:肱二头肌、肱三头肌、膝腱反射。腹壁及提睾反应。克氏(Kernig)征、布氏(Brudzinski)征及巴氏(Babinski)征。

有关体查记录的说明:请按完整病历的摘要要求书写。

专科情况应当根据专科的需要,记录专科特殊情况,包括与专科有关的全面体格检查内容。

辅助检查指入院前所做的与本次疾病相关的主要检查及其结果。应分类按检查时间顺序记录检查结果,如系在其他医疗机构所做检查,应当写明该机构名称及检查号。

初步诊断是指经治医师根据患者入院时情况,综合分析所做出的诊断。如初步诊断为多项时,应当主次分明,在病因待查的病历上应列出可能性较大的诊断。

书写入院记录的医师签名。

书写入院记录的准确时间。

(三)再次或多次入院记录

是指患者因同一种疾病再次或多次住入同一医疗机构时书写的记录。内容及要求基本同入院记录。

【内容及要求】

(1)第2次住同一医院书写再入院记录,第3次及以上住同一医院应写明第几次住院,如第3、第4次入院记录。

(2)患者本次住院的住院号与第一次住院号相同。

(3)患者的一般资料,每次入院都需重写,不能写“见第1次入院记录”。

(4)主诉应记录患者前次出院后至本次入院的主要症状(或体征)及持续时间。

(5)书写现病史时,首先应对本次住院前历次住院经过进行小结,然后再书写本次入院的现病史。住院次数多者,在小结再次住院经过时,重点小结本次住院的前次住院及出院后到本次发病的情况。以往的住院仅交代住院次数和住院日期及何种原因住院即可,如第4次入院记录重点小结第3次住院及出院后情况,并交代第1次、第2次因何原因、于何时住本院。

(6) 既往史、个人史、月经史、婚育史、家族史等无明显变化时不必每次均记录,可以写“见第1次入院记录”。

(7) 再次或多次入院记录可由住院医师、进修医师书写。也可由实习医师书写后,由上级医师或老师修改,个别修改可由老师签名认可,修改过多,影响病历整洁时应重抄,再由带教老师签名认可方归入病历。

(8) 非同一疾病入院时,应按入院记录书写。

(四) 24小时内入出院记录

患者入院不足24小时出院的,可以书写24小时入出院记录。

【内容及要求】

(1) 患者入院不足24小时出院,如病情危重、家属放弃治疗或因其他理由放弃住院者,应书写24小时入出院记录。

(2) 书写内容包括患者姓名、性别、年龄、职业等一般资料。

(3) 入院时间和出院时间应写明年、月、日、时、分。

(4) 主诉应写明本次患者就诊时的主要症状和(或)体征及其持续时间。

(5) 现病史同“入院记录”。

(6) 住院经过:内容包括入院情况、入院诊断、诊疗经过(包括经何种检查,主要结论是什么,用过何种药物及治疗手段,应写明药物名称、剂量,给药途径及治疗效果)。

（7）出院情况，应说明患者病情状况。

（8）家属反映是否要求出院或放弃治疗等，并签字出院。

（9）出院诊断应写明主要诊断。

（10）出院医嘱及注意事项应具体。

（五）24小时内入院死亡记录

患者入院不足24小时死亡的，可以书写24小时内入院死亡记录。应由当班医师于患者死亡后立即记录。

【内容及要求】

内容包括患者姓名、性别、年龄、职业、入院时间、死亡时间、主诉、入院情况、入院诊断、诊疗经过（抢救经过）、死亡原因、死亡诊断、医师签名。已作病理解剖者，结果回报后应将结果补记于病历中，并注意补记日期。

二、首次病程记录

首次病程记录是指患者入院后由经治医师或值班医师书写的第一次病程记录，应当在患者入院8小时内完成。首次病程记录的内容包括病例特点、拟诊讨论（诊断依据及鉴别诊断）、诊疗计划等。

1. 病例特点：应当在对病史、体格检查和辅助检查进行全面分析、归纳和整理后写出本病例的特征，包括阳性发现和具有鉴别诊断意义的阴性体征等。

2. 拟诊讨论（诊断依据及鉴别诊断）：根据病例特点，提出初步诊断和诊断依据；对诊断不明的写出鉴别诊断并进行分析；并对下一步诊治措施进行分析。

3. 诊疗计划：提出具体的检查及治疗措施安排。

三、病程记录

病程记录是指继入院记录之后，对患者病情和诊疗过程所进行的连续性记录。

1. 首次病程记录：指患者入院后由经治医师或值班医师书写的第一次病程记录，应当在患者入院8小时内完成。对急、危患者应及时记录上级医师的诊疗意见及治疗效果。首次病程记录的内容包括病例特点、拟诊讨论（诊断依据及鉴别诊断）、病例类型、诊疗计划等。

【内容及要求】

（1）病例特点：应当在对病史、体格检查和辅助检查进行全面分析、归纳和整理后写出本病例特征，包括阳性发现和具有鉴别诊断意义的阴性体征等。

（2）拟诊讨论（入院诊断及鉴别诊断）：根据病例特点，提出初步诊断和诊断依据；对诊断不明、疑难重症、危重病例应写出鉴别诊断并进行分析；并对下一步诊治措施进行分析。

（3）病例分型：根据患者病情轻重缓急情况、诊疗技术复杂程度和预后进行分型。

（4）诊疗计划：提出具体的检查及治疗措施安排。

2. 日常病程记录：指对患者住院期间诊疗过程的经常性、连续性记录。由经治医师及以上职称医师书写；也可以由实习医务人员或试用期医务人员书写，但应有经治医师修改签名。记录日常病程时，首先标明记录时间，另起一行记录具体内容。对病危患者应当根据病情变化随时书写病程记录，每天至少1次，记录时间应当具体到分钟。对病重患者，至少2天记录一次病程书写。

对病情稳定的患者，至少3天记录一次病程书写。对术后患者，术后前3天应每天书写病程记录。病程记录不应随意空行。

【内容及要求】

(1) 患者自觉症状、情绪、饮食、睡眠、大小便情况等。

(2) 病情变化包括是否出现新的症状、体征，有无并发症等。

(3) 各种辅助检查，诊疗操作结果的判断分析。

(4) 各种治疗的效果及反应，医嘱(特别是抗生素)更改及理由。

(5) 新诊断的确立或原诊断的修改，说明依据和鉴别诊断。

(6) 各科会诊意见、上级医师指导意见及执行情况。

(7) 与家属及有关人员谈话内容及对方的意见等。

四、三级医师查房记录

病程记录需及时准确地反映“三级查房”情况。三级医师的查房分析，尤其是首次查房，一定要详细记录，有的病程记录只用“同意目前处理”“继续观察”之类的话一笔带过，应予避免。尤其外科病历不能用“同意诊断，择期手术”等词语。上级医师应审查和修改下级医师的记录，医生签名处应有查房的上级医师签名确认。

【内容及要求】

1. 住院医师(一级医师)查房记录的要求：住院医师每天至少完成早查房及晚查房各1次，把主要情况记入病程记录中。

2. 主治医师(二级医师)查房记录的要求如下。

(1) 首次查房记录：①内容包括查房医师的姓名、专业职务、补充的病史和体征、诊断依据与鉴别诊断的分析及诊疗计划等。

②主治医生应在病危者入院当日、病重者入院24小时内、一般患者入院48小时内完成首次查房记录。第二次查房记录不得超过3天。③以上查房要求节假日及双休日不例外,可由总住院医师或二线值班医师代查房。

（2）常规查房记录:对病危患者,至少每日1次。对病重者,每日1次或隔日1次(ICU每日至少1次)。对一般患者根据病情一般每周1～2次,对病情变化快的病例,应每周记录2～3次。

（3）查房注意事项:术前手术肢体血管及周围组织情况,术后手术处有无敷料渗血、皮下血肿等情况。

（4）对疑难病例及有教学价值的病例,可请科主任组织定期的全科查房。

（5）病历首页上的入院诊断以主治医师首次查房所确定的诊断为准。

（6）主治医师亲自主管并书写的病历中,应有责任主治医师或副主任医师职称以上医师的查房记录,执行三级医师查房制度。

3. 副主任医师及主任医师(三级医师)查房记录的要求如下:

（1）副主任医师及主任医师每周至少查房1次。首次查房记录要求危重患者入院48小时内、一般患者入院72小时内完成。

（2）查房注意事项:术前体格检查情况,术后手术处有无敷料渗血、皮下血肿等情况。

（3）对诊断不清、治疗不顺利或危重疑难病例,必须及时请科主任或副主任医师专业技术职务以上者来协助解决有关问题,住院医师做好详细记录。根据病情必要时由专家组查房。在三级甲等医院查房,除解决医疗疑难问题外,要求有教学意识并体现当前国内外医学发展的最新水平。

(4) 副主任医师亲自主管并书写的病历中,应有主任医师或行政科主任(按第三级医师查房要求)查房记录,执行三级医师查房制度。

4. 科主任查房记录的要求如下:

(1) 住院日数超过3日(包括3日)者,要求至少1次;住院日超过1月者,每月至少1次。

(2) 对查房内容应有教学意识。

(3) 应能体现出当前国内外医学最新的发展水平。

(4) 协助解决有关诊断不清、治疗有一定困难或危重疑难病例。

(5) 根据病情必要时可请专家组查房协助解决有关问题。

(6) 根据病情必要时可请外院专家查房或会诊协助解决有关问题。

(7) 对危重、疑难病例及有教学价值的病例,应组织定期的全科查房,必要时可上报医务处,组织有业务院长参加的院内大会诊。

五、疑难病例讨论记录

疑难病例讨论记录是指由科主任或具有副主任医师以上专业技术任职资格的医师主持,召集有关医务人员对确诊或疗效不确切病例进行讨论的记录。

【内容及要求】

讨论内容须另立专页作记录,附在病程记录之后。内容包括讨论时间、地点、主持人、参加人员姓名、专业技术职务、病例报告人姓名、简要病历、各发言人姓名及发言内容，主持人的总结意见，记录者签名。主持人应及时审阅并签名。院内、外的会诊，临床病例讨论均可参照本格式书写记录。

六、交（接）班记录

交(接)班记录是指主管患者的经治医师发生变更之际，交班医师和接班医师分别对患者病情及诊疗情况进行简要总结的记录。

1. 交班记录

应当在交班前由交班医师完成。交班记录紧接病程记录书写，不另立专页。一般患者，经管1周以内可不另写记录。危重患者，任何情况交班均应有交班记录。实习医师对所管的每位患者均应写交班记录。交班记录由实习、进修医师书写时，应由本医疗机构住院医师的签名、审核。

【内容及要求】

（1）交接班时间：记录到年、月、日、时、分。

（2）患者已确诊疾病及诊断依据，尚未肯定的诊断及原因。

（3）小结前一阶段治疗情况及效果。

（4）下一阶段需继续进行的检查、诊断、治疗等事项的具体计划和建议。

2. 接班记录

本项记录由接班医师于接班后24小时内完成。接班记录紧接交班记录书写，不另立专页。应温习病史和诊疗情况，参阅交班记录，进行体格检查后书写。

【内容及要求】

（1）接班时间：记录到年、月、日、时、分。

（2）简要记述患者入院情况、入院诊断及前段诊疗情况。

（3）目前情况，包括目前症状、体征改变，有意义的辅助检查结果，目前患者的诊断以及接班后具体诊疗计划。

七、转科及接收记录

转科及接收记录是指患者住院期间需转科时，经转入科室医师会诊并同意接收后，由转出科室和转入科室医师分别书写的记录。包括转科（转出）记录和接收（转入）记录。

1. 转科（转出）记录

【内容及要求】

由转出科室医师在患者转出科室前书写完成（紧急情况除外）。可在病程记录内接着写，不另立专页。记录内容包括转科日期、接收科室、患者姓名、性别、年龄、主诉、入院情况、入院诊断、诊疗经过、目前情况、目前诊断、转科目的及注意事项、医师签名。

2. 接收（转入）记录

【内容及要求】

由转入科室医师于患者转入后24小时内完成。应另立专页，置于入院记录之前。接收记录包括入院日期、转入日期、患者姓名、性别、年龄、主诉、入院情况、入院诊断、诊疗经过、目前情况、目前诊断、转入诊疗计划、医师签名等。转入后不足24小时内死亡者，书写接收记录、抢救记录（包括上级医师查房意见）、24小时内接收死亡记录（参照24小时内入院死亡记录）。

八、阶段小结

阶段小结是指患者住院时间较长，由经治医师每月所记录的病情及诊疗情况小结。

【内容及要求】

按时于病程记录中书写，不另立专页。阶段小结的内容包括入院日期、小结日期，患者姓名、性别、年龄、主诉、入院情况、入院诊断、诊疗经过、目前情况、目前诊断、诊疗计划、医师签名等。交（接）班记录、转科记录可代替阶段小结。

九、抢救记录

抢救记录是指患者病情危重，采取抢救措施时所做的记录。

【内容及要求】

因抢救急危患者，未能及时书写病历的，有关医务人员应当在抢救6小时内据实补记，并加以注明。内容包括病情变化情况、抢救时间及措施、参加抢救的医务人员姓名及专业技术职称等。记录抢救时间应当具体到分钟。

十、有创诊疗操作记录

有创诊疗操作记录是指在临床诊疗活动过程中进行的有创伤性的各种诊断、治疗性操作（如胸腔穿刺、腹腔穿刺等）的记录。

【内容及要求】

有创诊疗操作记录应当在操作完成后即刻书写。内容包括操作名称、操作时间、操作步骤、结果及患者一般情况、操作过程是否顺利、有无不良反应、术后注意事项、是否向患者说明及操作医师签名。

十一、会诊记录

会诊记录(含会诊意见)是指患者在住院期间需要其他科室或其他医疗机构协助诊疗时,分别由申请会诊医师和会诊医师书写的记录。

【内容及要求】

会诊记录应专页书写,包括申请会诊记录和会诊意见记录。申请医师和会诊医师均应由主治医师(或总住院医师)以上专业技术人员担任。常规会诊必须在48小时内完成,疑难、危重患者会诊在24小时内完成,急诊救治会诊应在申请发出后10分钟内到场。会诊结束后,即刻完成会诊记录。申请会诊记录应简要载明患者病情及诊疗情况、申请会诊的理由和目的、申请会诊时间、申请会诊医师签名等,申请单应由主治医师以上人员负责签名。会诊记录应包括应邀医师所在科室或医疗机构名称、患者简要病史、体征、病情、明确答复申请会诊者的要求和目的,以及会诊医师签名、会诊时间(具体到时、分)等。申请会诊医师应在病程记录中记录会诊意见执行情况。

十二、手术前小结

手术前小结指住院医师在手术前对患者病情所做的小结。

【内容及要求】

手术前小结内容应包括简要病情、术前诊断、手术指征、拟施手术的名称、手术方式和时间、器材的准备、拟施麻醉方式及注意事项、术前准备情况及患者耐受手术能力的评估结果等。

十三、术前讨论记录

术前讨论记录是指因患者病情较重或手术难度较大，手术前在上级医师主持下，对拟实施手术方式和术中可能出现的问题及应对措施所作的讨论。

【内容及要求】

术前讨论内容包括术前准备情况、手术指征、手术方案、可能出现的意外及防范措施、参加讨论者的姓名及专业技术职务、具体讨论意见及主持人小结意见、讨论日期、记录者的签名等。

十四、麻醉术前访视记录

麻醉术前访视记录是指在麻醉实施前，由麻醉医师对患者拟施麻醉进行风险评估的记录。

【内容及要求】

麻醉术前访视可另立单页，也可在病程中记录。内容包括姓名、性别、年龄、科别、病案号，患者一般情况、简要病史、与麻醉相关的辅助检查结果、拟行手术方式、拟行麻醉方式、麻醉适应证及麻醉中需注意的问题、术前麻醉医嘱、麻醉医师签字并填写日期。

十五、麻醉记录

麻醉记录是指麻醉医师在麻醉实施中书写的麻醉经过及处理措施的记录。

【内容及要求】

麻醉记录应当另页书写，内容包括患者一般情况、术前特殊情况、麻醉前用药、术前诊断、术中诊断、手术方式及日期、麻醉方式、麻醉诱导及各项操作开始及结束时间、麻醉期间用药名称、用药方式及剂量、麻醉期间特殊或突发情况及处理、手术起止时间、麻醉医师签名等。

十六、麻醉术后访视记录

麻醉术后访视记录是指麻醉实施后,由麻醉医师对患者术后麻醉恢复情况进行访视的记录。

【内容及要求】

麻醉术后访视可另立单页,也可在病程中记录。内容包括姓名、性别、年龄、科别、病案号,患者一般情况、麻醉恢复情况、清醒时间、术后医嘱、是否拔除气管插管等,如有特殊情况应详细记录,由麻醉医师签字并填写日期。

十七、术后首次病程记录

术后首次病程记录(包括急诊手术及择期手术)应由参加手术的医师在术后即时完成。

【内容及要求】

术后首次病程记录内容应包括手术时间、麻醉方式、手术方式、手术简要经过、术后诊断、术后处理措施及应当特别注意观察的事项等。手术者必须在手术结束后24小时内巡视患者一次,并签字记录。

十八、手术记录

手术记录是指手术者书写的反映手术一般情况、手术经过、术中发现及处理等情况的特殊记录,应当在术后24小时内完成。

【内容及要求】

特殊情况下由第一助手书写时，应有手术者签名。手术记录应当另页书写，内容包括一般项目（患者姓名、性别、科别、病房、床位号、住院病历号或病案号）、手术日期、术前诊断、术中诊断、手术名称、手术者及助手姓名、麻醉方法、手术经过、术中出现的情况及处理等。

十九、死亡记录

死亡记录是指经治医师对死亡患者住院期间诊疗和抢救经过的记录。

【内容及要求】

死亡记录应当另立专页。在患者死亡后24小时内完成。内容包括入院时间、死亡日期和时间、入院诊断、诊疗经过（病情摘要、病情演变、抢救经过）、最后诊断、死亡的主要原因等。记录死亡时间应当具体到分钟。已做病理解剖者，应在结果回报后1周内将相关结果资料补记于病历中。

二十、死亡病例讨论记录

死亡病例讨论记录是指在患者死亡1周内，由科主任或具有副主任医师以上专业技术职务任职资格的医师主持，对死亡病例进行讨论、分析的记录。

【内容及要求】

死亡病例讨论记录应另起专页，对讨论时的发言做详细记录，并置于死亡记录之后。内容包括讨论日期，主持人及参加人员姓名、专业技术职务，病历摘要、发言人的具体意见、主持人总结意见，包括最后诊断、死亡原因、经验教训，记录者签名。死亡病例讨论记录由住院医师书写，主持人应审查、修改并签名。死亡病例讨论记录应归档于病案中。

二十一、住院医嘱（长期、临时）

【内容及要求】

住院医嘱（处方）的内容包括医嘱日期、时间、床号、住院号（ID号）、患者姓名、护理常规、护理级别、饮食、病情危重程度、体位、药物、各种治疗与检查及医师签名，治疗过程中所用非药物类的物料应另外记录，严禁将其记入临时或长期医嘱单内；护士根据医嘱单上的医嘱负责执行。

1. 医嘱（处方）分为长期医嘱和临时医嘱。长期医嘱即患者住院期间应每天按时执行的各项医嘱。临时医嘱在12～24小时内有效，一般只执行1次。它分为：①指定执行时间的医嘱，如青霉素皮试（st）。②临时备用的医嘱，即必要时采用（s.o.s.），但仅在12小时内有效。日间所开备用医嘱，只限白班执行；晚班所开备用医嘱，只限晚班执行，如果未执行则交班时失效。非急需使用的中药注射和口服制剂、辅助性治疗药物、抗菌药物不能开临时医嘱。

2. 医嘱时间的书写按年、月、日以点相连，如“2010.5.22”，不用分数表示，用处方本开当天医嘱时应先用红笔在第一行写上日期。开处方的具体时间，根据惯例可按24小时制书写。如下午1时，应记13:00。日常医嘱应在上午上班后2小时内开完，特殊情况可随时开，开出医嘱的时间要书写准确。打印或电子病历中长期医嘱和临时医嘱必须按规定表格形式，由医师认真填写。

3. 书写药品和制剂要求严肃认真，药品名称应当使用规范的中文名称书写，没有中文名称的药品可以使用规范的英文名称书写；不得随意写简称、化学符号、中西合称、汉语拼音等，不得写药品的商品名。药名的简写应以国内正式出版的药物书籍上的简写为准。书写药品名称、剂量、规格、用法、用量要准确规范，药品用法可用规范的中文、英文、拉丁文或者缩写体书写，但不得使用“遵医嘱”“自用”等含糊不清的字句。书写不合格的处方，护士可拒绝执行，药房拒绝发药。

4. 医嘱开出后不能涂改，若要取消，应用红笔写上“取消”两字覆盖整个医嘱，再签上全名。

5. 注射抗生素或其他药物需做皮内试验者，医师应写明“皮试”两字，不能用AST代替，如系继续用药免皮试者，应写“免试”两字。

6. 一次开出多项医嘱时，医师应在医嘱的最后一行签上全名。

7. 注明有效期及次数的医嘱，日期不能过长，一般以3天为限，化疗医嘱可开1周。

8. 医嘱应依次列出，不留空行。医嘱本页若剩余几行不便使用，需在下一页开医嘱时，用蓝色钢笔在该处划一条斜线，以示作废。

9. 各班医师书写医嘱应整齐划一，从左边退一个字开始，每行起始排列规整，不能参差不齐。

10. 为了便于实行抗菌药物处方权分级管理，病区用药医嘱单要求按国家卫生计生委抗菌药物分级管理办法，结合各级医疗机构抗菌药物分级管理实施细则，对轻度与局部感染患者应首先选用非限制使用抗菌药物进行治疗；严重感染、免疫功能低下者合并感染或病原菌只对限制使用抗菌药物敏感时，可选用限制使用抗菌药物治疗；特殊使用抗菌药物的选择应从严控制。

临床医师可根据诊断和患者病情开具非限制使用抗菌药物处方；患者需要应用限制使用抗菌药物治疗时，应经具有主治医师以上专业技术职务任职资格的医师同意，并签名；患者病情需要应用特殊使用抗菌药物时，应具有严格临床用药指征或确凿依据，经抗感染或有关专家会诊同意，处方需经具有高级专业技术职务任职资格的医师签名。紧急情况下，临床医师可以越级使用高于权限的抗菌药物，但仅限于1天用量。

11. 一次开出多项临时同用医嘱，其末尾用直线概括如下：

10%葡萄糖注射液1000mL /
维生素C注射液500mg /
10%氯化钾注射液10mL /iv. drip

12. 医师不得下达口头医嘱、电话医嘱，在抢救危急重患者的特殊情况下，下达口头医嘱后，护士需复述一遍，并经医师核对药物后方可执行，事后医师应立即补开医嘱。

13. 麻醉药品、精神药品和毒性药品处方的药名一律不得简写，剂量、用法必须写明，每张处方可开具药量必须按国家卫生计生委特殊管理药品相关规定执行。开具麻醉药品、精神药品的医师必须取得特殊药品处方权；开具麻醉药品、精神药品时应在医嘱上签名，打印处方或电子病历中的麻醉药品和第一类精神药品处方，除打印处方外，必须同时手工开具处方以备保存。

二十二、出院记录（出院小结）

出院记录（出院小结）是指经治医师对患者此次住院期间诊疗情况的总结，是患者出院后出具疾病诊断或复诊时的重要参考资料。

【内容及要求】

出院记录应在患者出院后24小时内完成，需另页书写。内容主要包括入院日期、出院日期、入院时病情摘要、入院诊断、住院期间病情变化及诊疗经过、出院诊断、出院情况、出院医嘱、医师签名等。在门诊病历上书写出院记录，可参考上述内容要求，简明记载，并注意记录各种主要号码，如住院号、影像号、病理号。

二十三、住院病案首页

【内容及要求】

1. 基本要求

（1）凡本次修订的病案首页与前一版病案首页相同的项目，未就项目填写内容进行说明的，仍按照《卫生部关于修订下发住院病案首页的通知》（卫医发〔2001〕286号）执行。

（2）签名部分可由相应医师、护士、编码员手写签名或使用可靠的电子签名。

（3）凡栏目中有“□”的，应当在“□”内填写适当阿拉伯数字。栏目中没有可填写内容的，填写“—”。如：联系人没有电话，在电话处填写“—”。

（4）疾病编码：指患者所罹患疾病的标准编码。目前按照全国统一的ICD-10编码执行。

（5）病案首页背面中空白部分留给各省级卫生行政部门结合医院级别类别增加具体项目。

2. 部分项目填写说明

（1）“医疗机构”指患者住院诊疗所在的医疗机构名称，按照《医疗机构执业许可证》登记的机构名称填写。组织机构代码目前按照“WS218-2002卫生机构（组织）分类与代码标准”填写，代码由8位本体代码、连字符和1位检验码组成。

（2）医疗付费方式分为：①城镇职工基本医疗保险；②城镇居民基本医疗保险；③新型农村合作医疗；④贫困救助；⑤商业医疗保险；⑥全公费；⑦全自费；⑧其他社会保险；⑨其他。应当根据患者付费方式在“□”内填写相应的阿拉伯数字。其他社会保险指生育保险、工伤保险、农民工保险等。

（3）健康卡号：在已统一发放“中华人民共和国居民健康卡”的地区填写健康卡号码，尚未发放“健康卡”的地区填写“就医卡号”等患者识别码或暂不填写。

（4）“第N次住院”指患者在本医疗机构住院诊治的次数。

（5）病案号：指本医疗机构为患者住院病案设置的唯一编码。原则上，同一患者在同一医疗机构多次住院应当使用同一病案号。

（6）年龄：指患者的实足年龄，为患者出生后按照日历计算的历法年龄。年龄满1周岁的，以实足年龄的相应整数填写。年龄不足1周岁的，按照实足年龄的月龄填写，以分数形式表示。分数的整数部分代表实足月龄，分数部分分母为30，分子为不足1个月的天数，如“2 15/30月”代表患儿实足年龄为2个月又15天。

（7）从出生到28天为新生儿期。出生日为第0天。产妇病历应当填写“新生儿出生体重”；新生儿期住院的患儿应当填写“新生儿出生体重”“新生儿入院体重”。新生儿出生体重指患儿出生后第1小时内第1次称得的重量，要求精确到10克；新生儿入院体重指患儿入院时称得的重量，要求精确到10克。

（8）出生地：指患者出生时所在地点。

（9）籍贯：指患者祖居地或原籍。

（10）身份证号：除无身份证号或因其他特殊原因无法采集者外，住院患者入院时要如实填写18位身份证号。

（11）职业：按照国家标准《个人基本信息分类与代码》（GB/T2261.4）要求填写，共13种职业：11. 国家公务员、13. 专业技术人员、17. 职员、21. 企业管理人员、24. 工人、27. 农民、31. 学生、37. 现役军人、51. 自由职业者、54. 个体经营者、70. 无业人员、80. 退（离）休人员、90. 其他。根据患者情况，填写职业名称，如：职员。

（12）婚姻：指患者在住院时的婚姻状态。可分为：①未婚；②已婚；③丧偶；④离婚；⑤其他。应当根据患者婚姻状态在“□”内填写相应的阿拉伯数字。

（13）现住址：指患者来院前近期的常住地址。

（14）户口地址：指患者户籍登记所在地址，按户口所在地填写。

（15）工作单位及地址：指患者在就诊前的工作单位及地址。

（16）联系人“关系”：指联系人与患者之间的关系，参照《家庭关系代码》国家标准（GB/T4761）填写：①配偶；②子；③女；④孙子、孙女或外孙子、外孙女；⑤父母；⑥祖父母或外祖父母；⑦兄、弟、姐、妹；⑧/⑨其他。根据联系人与患者实际关系情况填写，如：

孙子。对于非家庭关系人员，统一使用“其他”，并可附加说明，如：同事。

（17）入院途径：指患者收治入院的来源，经由本院急诊、门诊诊疗后入院，或经由其他医疗机构诊治后转诊入院，或其他途径入院。

（18）转科科别：如果超过一次以上的转科，用“→”转接表示。

（19）实际住院天数：入院日与出院日只计算一天，例如：2011年6月12日入院，2011年6月15日出院，计住院天数为3天。

（20）门（急）诊诊断：指患者在住院前，由门（急）诊接诊医师在住院证上填写的门（急）诊诊断。

（21）出院诊断：指患者出院时，临床医师根据患者所做的各项检查、治疗、转归以及门（急）诊诊断、手术情况、病理诊断等综合分析得出的最终诊断。

1）主要诊断：指患者出院过程中对身体健康危害最大、花费医疗资源最多、住院时间最长的疾病诊断。外科的主要诊断指患者住院接受手术进行治疗的疾病；产科的主要诊断指产科的主要并发症或伴随疾病。

2）其他诊断：除主要诊断及医院感染名称（诊断）外的其他诊断，包括并发症和合并症。

（22）入院病情：指患者入院时的病情评估情况。将“出院诊断”与入院病情进行比较，按照“出院诊断”在患者入院时是否已具有，分为：①有；②临床未确定；③情况不明；④无。根据患者具体情况，在每一出院诊断后填写相应的阿拉伯数字。

1）有：对应本出院诊断在入院时就已明确。例如，患者因

“乳腺癌”入院治疗，入院前已经钼靶、针吸细胞学检查明确诊断为“乳腺癌”，术后经病理亦诊断为乳腺癌。

2）临床未确定：对应本出院诊断在入院时临床未确定，或入院时该诊断为可疑诊断。例如：患者因“乳腺恶性肿瘤不除外”“乳腺癌?”或“乳腺肿物”入院治疗，因缺少病理结果，肿物性质未确定，出院时有病理诊断明确为乳腺癌或乳腺纤维瘤。

3）情况不明：对应本出院诊断在入院时情况不明。例如：乙型病毒性肝炎的窗口期、社区获得性肺炎的潜伏期、因患者入院时处于窗口期或潜伏期，故入院时未能考虑此诊断或主观上未能明确此诊断。

4）无：在住院期间新发生的，入院时明确无对应本出院诊断的诊断条目。例如：患者出现围术期心肌梗死。

（23）损伤、中毒的外部原因：指造成损伤的外部原因及引起中毒的物质，如：意外触电、房屋着火、公路上汽车翻车、误服农药。不可以笼统填写车祸、外伤等。应当填写损伤、中毒的标准编码。

（24）病理诊断：指各种活检、细胞学检查及尸检的诊断，包括术中冰冻的病理结果。病理号：填写病理标本编号。

（25）药物过敏：指患者在本次住院治疗以及既往就诊过程中，明确的药物过敏史，并填写引发过敏反应的具体药物，如：青霉素。

（26）死亡患者尸检：指对死亡患者的机体进行剖验，以明确死亡原因。非死亡患者应当在“□”内填写“—”。

（27）血型：指在本次住院期间进行血型检查，或既往病历资料能够确认的患者血型。根据患者实际情况填写相应的阿拉伯数字:①A;②B;③O;④AB;⑤不详;⑥未查。如果患者无既往血型资料,本次住院也未进行血型检查,则按照“⑥未查”填写。“Rh”根据患者血型检查结果填写。

(28)签名。

1)医师签名要能体现三级医师负责制。三级医师指住院医师、主治医师和具有副主任医师以上专业技术职务任职资格的医师。在三级医院中,病案首页中“科主任”栏签名可以由病区负责医师代签,其他级别的医院必须由科主任亲自签名,如有特殊情况,可以指定主管病区的负责医师代签。

2)责任护士:指在已开展责任制护理的科室,负责本患者整体护理的责任护士。

3)编码员:指负责病案编目的分类人员。

4)质控医师:指对病案终末质量进行检查的医师。

5)质控护士:指对病案终末质量进行检查的护士。

6)质控日期:由质控医师填写。

(29)手术及操作编码:目前按照全国统一的ICD-9-CM-3编码执行。表格中第一行应当填写本次住院的主要手术和操作编码。

(30)手术级别:指按照《医疗技术临床应用管理办法》(卫医政发〔2009〕18号)要求,建立的手术分级管理制度。根据风险性和难易程度不同,手术分为四级,填写相应手术级别对应的阿拉伯数字。

1)一级手术(代码为1):指风险较低、过程简单、技术难度低的普通手术。

2)二级手术(代码为2):指有一定风险、过程复杂程度一般、有一定技术难度的手术。

3）三级手术(代码为3)：指风险较高、过程较复杂、难度较大的手术。

4）四级手术(代码为4)：指风险高、过程复杂、难度大的重大手术。

（31）手术及操作名称：指手术及非手术操作(包括诊断及治疗性操作，如介入操作)名称。表格中第一行应当填写本次住院的主要手术和操作名称。

（32）切口愈合等级，按以下表6-1中要求填写。

表6-1　切口愈合等级

切口分组	切口等级/愈合类别	内涵
0类切口		有手术，但体表无切口或腔镜手术切口
Ⅰ类切口	Ⅰ/甲	无菌切口/切口愈合良好
	Ⅰ/乙	无菌切口/切口愈合欠佳
	Ⅰ/丙	无菌切口/切口化脓
	Ⅰ/其他	无菌切口/出院时切口愈合情况不确定
Ⅱ类切口	Ⅱ/甲	沾染切口/切口愈合良好
	Ⅱ/乙	沾染切口/切口愈合欠佳
	Ⅱ/丙	沾染切口/切口化脓
	Ⅱ/其他	沾染切口/出院时切口愈合情况不确定
Ⅲ类切口	Ⅲ/甲	感染切口/切口愈合良好
	Ⅲ/乙	感染切口/切口欠佳
	Ⅲ/丙	感染切口/切口化脓
	Ⅲ/其他	感染切口/出院时切口愈合情况不确定

注：0类切口：指经人体自然腔道进行的手术以及经皮腔镜手术，如经胃腹腔镜手术、经脐单孔腹腔镜手术等。愈合等级“其他”：指出院时切口未达到拆线时间，切口未拆线或无需拆线，愈合情况尚未明确的状态。

（33）麻醉方式：指为患者进行手术，操作时使用的麻醉方法，如全麻、局麻、硬膜外麻等。

（34）离院方式：指患者本次住院出院的方式，填写相应的阿拉伯数字。主要包括以下6种方式。

1）医嘱离院（代码为1）：指患者本次治疗结束后，按照医嘱要求出院，回到住地进一步康复等情况。

2）医嘱转院（代码为2）：指医疗机构根据诊疗需要，将患者转往相应医疗机构进一步诊治，用于统计“双向转诊”开展情况。如果接收患者的医疗机构明确，需要填写转入医疗机构的名称。

3）医嘱转社区卫生服务机构/乡镇卫生院（代码为3）：指医疗机构根据患者诊疗情况，将患者转往相应社区卫生服务机构乡镇卫生院进一步诊疗、康复，用于统计“双向转诊”开展情况。如果接收患者的社区卫生服务机构乡镇卫生院明确，需要填写社区卫生服务机构/乡镇卫生院的名称。

4）非医嘱离院（代码为4）：指患者未按照医嘱要求而自动离院，如：患者疾病需要住院治疗，但患者出于个人原因要求出院，此种出院并非由医务人员根据患者病情决定，属于非医嘱离院。

5）死亡（代码为5）：指患者在住院期间死亡。

6）其他（代码为9）：指除上述5种出院去向之外的其他情况。

（35）是否有出院31天内再住院计划：指患者本次住院出院后31天内是否有诊疗需要的再住院安排。如果有再住院计划，则需要填写目的，如：进行二次手术。

（36）颅脑损伤患者昏迷时间：指颅脑损伤的患者昏迷的时间合计，按照入院前、入院后分别统计，间断昏迷的填写各段昏迷时间的总和。只有颅脑损伤的患者需要填写昏迷时间。

（37）住院费用：总费用指患者住院期间发生的与诊疗有关的所有费用之和，凡可由医院信息系统提供住院费用清单的，住院病案首页中可不填写。已实现城镇职工、城镇居民基本医疗保险或新农合即时结报的地区，应当填写“自付金额”。

住院费用共包括以下10个费用类型。

1）综合医疗服务类：各科室共同使用的医疗服务项目发生的费用。一般医疗服务费：包括诊查费、床位费、会诊费、营养咨询等费用。一般治疗操作费：包括注射、清创、换药、导尿、吸氧、抢救、重症监护等费用。护理费：患者住院期间等级护理费用及专项护理费用。其他费用：病房取暖费、病房空调费、救护车使用费、尸体料理费等。

2）诊断类：用于诊断的医疗服务项目发生的费用。病理诊断费：患者住院期间进行病理学有关检查项目的费用。实验室诊断费：患者住院期间进行各项实验室检验的费用。影像学诊断费：患者住院期间进行透视、造影、CT、磁共振检查、B超检查、核素扫描、PET等影像学检查的费用。临床诊断项目费：临床科室开展的其他用于诊断的各种检查项目的费用，包括有关内镜检查、肛门指诊、视力检测等项目费用。

3）治疗类：非手术治疗项目费：临床利用无创手段进行治疗的项目产生的费用，包括高压氧舱、血液净化、精神治疗、临床物理治疗等。临床物理治疗指临床利用光、电、热等外界物理因素进行治疗，如放射治疗、放射性核素治疗、聚焦超声治疗等。手术治疗费：临床利用有创手段进行治疗的项目产生的费用，包括麻醉费及各种介入、孕产、手术治疗等费用。

4）康复类：对患者进行康复治疗产生的费用，包括康复评定和治疗。

5）中医类：利用中医手段进行治疗产生的费用。

6）西药类：包括有机化学药品、无机化学药品和生物制品费用。西药费：患者住院期间使用西药所产生的费用。抗菌药物费用：患者住院期间使用抗菌药物所产生的费用，包含于“西药费”中。

7）中药类：包括中成药和中草药费用。中成药费：患者住院期间使用中成药所产生的费用。中成药是以中草药为原料，经制剂加工制成各种不同剂型的中药制品。中草药费：患者住院期间使用中草药所产生的费用。中草药主要由植物药（根、茎、叶、果）、动物药（内脏、皮、骨、器官等）和矿物药组成。

8）血液和血液制品类：包括血费、白蛋白类制品费、球蛋白类制品费、凝血因子类制品费和细胞因子类制品费。血费：患者住院期间使用临床用血所产生的费用，包括输注全血、红细胞、血小板、白细胞、血浆的费用。医疗机构对患者临床用血的收费，包括血站供应价格、配血费和储血费。白蛋白类制品费：患者住院期间使用白蛋白的费用。球蛋白类制品费：患者住院期间使用球蛋白的费用。凝血因子类制品费：患者住院期间使用凝血因子的费用。细胞因子类制品费：患者住院期间使用细胞因子的费用。

9）耗材类：当地卫生、物价管理部门允许单独收费的耗材。按照医疗服务项目所属类别对一次性医用耗材进行分类。“诊断类”操作项目中使用的耗材均归入“检查用一次性医用材料费”；除“手术治疗”外的其他治疗和康复项目（包括非手术治疗、临床物理治疗、康复、中医治疗）中使用的耗材均列入“治疗用一次性医用材料费”；手术治疗操作项目中使用的耗材均归入“手术用一次性医用材料费”。检查用一次性医用材料费:患者住院期间检查检验所使用的一次性医用材料费用。治疗用一次性医用材料费:患者住院期间治疗所使用的一次性医用材料费用。手术用一次性医用材料费:患者住院期间进行手术、介入操作时所使用的一次性医用材料费用。

10)其他类:患者住院期间未能归入以上各类的费用总和。

住院病案首页的内容及格式范例见附录2。

二十四、病历的其他记录

根据患者病情的状况,病历中还可以有以下记录。

1. 住院患者告知书。住院患者告知书是指在患者住院后,主管医护人员向新住院患者介绍住院环境及规章制度、患者享有的知情权和隐私权以及住院期间的注意事项等,教育患者共同参与病房管理。

2. 入院医患谈话记录。为加强医患沟通,需要进行入院后的谈话,主要谈话内容包括:入院时的初步诊断(或可疑诊断)、常态下需做哪些特殊检查、常态下拟选择的治疗方案。

3. 授权委托书。授权委托书是由患者指明被委托人具有代理资格的法律文件,被委托人根据授权委托书中的授权内容,在代理权限内,代为行使住院期间的知情同意权利,并履行相应的签字手续,全权代表患者签字,被委托人的签字视同患者的签字。

4. 手术(或组织活检)知情同意书。手术知情同意书是指手术前,经治医师向患者告知拟施手术的相关情况,并由患者签署是否同意手术的医学文书。内容包括术前诊断、手术名称、术中或术后可能出现的并发症、手术风险、患者签署意见并签名、经治医师和术者签名等。

5. 麻醉知情同意书。麻醉知情同意书是指在实施麻醉前,麻醉医师向患者告知麻醉的相关情况,并由患者签署是否同意的医学文书。内容包括麻醉方式、特殊操作名称、可能出现的并发症及风险、患者签名、医师签名等。

6. 特殊检查、特殊治疗知情同意书。特殊检查、特殊治疗知情同意书是指在实施特殊检查、特殊治疗前,经治医师向患者告知特殊检查、特殊治疗的相关情况,并由患者签署是否同意检查、治疗的医学文书。内容包括特殊检查、特殊治疗的项目名称、目的、可能出现的并发症及风险、患者签名、医师签名等。

7. 病危(重)通知书。病危(重)通知书是指患者病情危、重时,由经治医师或值班医师向患者家属告知病情,并由患方签名的医疗文书。内容包括患者姓名、性别、年龄、科别,目前诊断及病情危重情况,患方签名、医师签名并填写日期。一式两份,1份交患方保存,另1份归病历中保存。

8. 肿瘤化学药物治疗知情同意书。

9. 麻醉药品、第一类精神药品使用知情同意书。

10. 会诊申请单。会诊申请单的书写规范:①需准确书写患者一般项目,包括患者姓名、性别、年龄、科室、床号、住院号、病例编号等项目。②简明扼要书写患者病史及此次入院诊疗经过,明确书写患者目前诊断情况。③明确书写患者病情及治疗情况、目前诊疗过程中存在的问题以及申请会诊的原因。④明确注明所请会诊科室名称,必要时可注明需请会诊医师名字。⑤根据患者病情,注明该会诊是否为急会诊。⑥书写结束后,由记录者签名确认并详细书写记录时间。

各类记录详见附录2。

二十五、打印病历内容及要求

打印病历是指应用文字处理软件编辑生成并打印的病历（如Word文档、WPS文档等）。打印病历应当按照本规定的内容录入并及时打印，由相应医务人员手写签名。医疗机构打印病历应当统一纸张、字体、字号及排版格式。打印字迹应清楚易认，符合病历保存期限和复印的要求。打印病历编辑过程中应当按照权限要求进行修改，已完成录入打印并签名的病历不得修改。

二十六、其　他

住院病案首页按照《卫生部关于修订下发住院病案首页的通知》（卫医发〔2001〕286号）的规定书写。特殊检查、特殊治疗按照《医疗机构管理条例实施细则》（1994年卫生部令第35号）有关规定执行。电子病历基本规范由卫生部另行制定。

其他疼痛诊疗规范相关文书如下，见附录2.2～附录2.8。

1. 住院患者告知书（范例）。
2. 入院医患谈话记录（范例）。
3. 授权委托书（范例）。
4. 疼痛诊疗手术知情同意书（范例）。
5. 病危告知书（范例）。
6. 肿瘤化学药物治疗知情同意书（范例）。
7. 麻醉药品、第一类精神药品使用知情同意书（范例）。

第三节　疼痛诊疗手术相关文书规范

一、疼痛诊疗手术术前讨论

1. 术前必须进行术前讨论，主持人必须为副主任医师职称或以上职称医师，参与者必须包括手术者、第一助手和第二助手等人，选派一名住院医师及以上职称医师进行记录工作。

2. 对于四级手术或涉及新技术、新业务的手术方式，需在科主任主持下进行全科术前讨论，并做好记录工作。

3. 术前讨论需准确书写患者一般项目，包括患者姓名、性别、年龄、科室、床号、住院号、病例编号等。

4. 术前讨论内容需包括患者主要诊断、诊断依据、手术适应证、术前主要检查、是否存在手术禁忌证、手术方式、麻醉方式、术中可能出现的严重并发症及处理方式。

5. 书写结束后，由记录者签名确认并详细书写记录时间。

术前讨论记录（范例），见附录2.9。

二、高值耗材使用同意书

1. 术前对于术中可能使用到的高值耗材（大于3000元/件），必须对患者或患者委托人进行告知，获得书面签字同意后方可使用。

2. 需准确书写患者一般项目，包括患者姓名、性别、年龄、科室、床号、住院号、病例编号等。

3. 明确书写患者诊断，力争准确无误，专业术语规范。

4. 明确书写手术全名，手术名称要求使用中文标准全称，避免书写英文缩写。

5. 注明术中可能使用的一次性高值耗材，注明拟选用的耗材类型、厂商(国产还是进口)、尺寸或型号、数目、价格等重要信息，并详细告知患者或患者委托人。

6. 患者或委托人同意使用耗材，需签字为证，若拒绝使用，也需签字注明。

7. 告知工作需由主治医师或以上职称医师进行，并签字及注明告知时间。

8. 所有涉及高值耗材的使用，需将所用耗材条形码张贴于高值耗材使用同意书空白处。

疼痛治疗手术高值耗材使用知情同意书(范例)，见附录2.10。

三、麻醉知情同意书

麻醉知情同意书是指麻醉前，麻醉医师向患者告知拟施麻醉的相关情况，并由患者签署是否同意麻醉意见的医学文书。内容包括患者姓名、性别、年龄、病室、病号、科别、术前诊断、拟行手术方式、拟行麻醉方式，患者基础疾病及可能对麻醉产生影响的特殊情况，麻醉中拟行的有创操作和监测，麻醉风险、可能发生的并发症及意外情况，患者签署意见并签名、麻醉医师签名并填写日期。

麻醉知情同意书(范例)，见附录2.11。

四、输血及血液制品治疗同意书

输血及血液制品治疗知情同意书是指输血前，经治医师向患者告知输血的相关情况，并由患者签署是否同意输血的医学文书。输血及血液制品治疗知情同意书内容包括患者姓名、性别、年龄、科别、病室、病案号、诊断、输血指征、拟输血成份、输血前有关检查结果、输血风险及可能产生的不良后果、患者签署意见并签名、医师签名并填写日期。

输血及血液制品治疗同意书（范例），见附录2.12。

五、疼痛治疗手术安全核查记录

手术安全核查记录是指由手术医师、麻醉医师和巡回护士三方，在麻醉实施前、手术实施前和患者离开手术室前，共同对患者身份、手术部位、手术方式、麻醉方式、麻醉及手术风险、手术使用物品清点等内容进行核对的记录，除此之外，还应对输血的患者的血型、用血情况进行核对，应有手术医师、麻醉医师和巡回护士三方核对、确认并签字。手术安全核查在麻醉实施前由麻醉医师组织，在手术实施前由手术医师组织，在手术结束后、离开手术室前由巡回护士组织。在离开手术室时，巡回护士负责检查、督促、完善核查记录单并归档。

疼痛治疗手术安全核查记录单（范例），见附录2.13。

六、手术清点记录

手术清点记录是指巡回护士对手术患者术中所用血液、器械、敷料等的记录，应当在手术结束后即时完成。手术清点记录应当另页书写，内容包括患者姓名、住院病历号（或病案号）、手术日期、手术名称、术中所用各种器械和敷料数量的清点核对、巡回护士和手术器械护士签名等。

第七章
麻醉科住院医师规范化培训结业考核临床实践能力考核规程及评分表

第一节　住院医师规范化培训结业考核临床实践能力考核规程

为规范住院医师规范化培训临床实践能力考核考试站的标准化建设，提高考核质量，维护公平公正，逐步实现住院医师规范化培训考核水平的同质化，特制定本规程。

一、适用范围

本规程适用于住院医师规范化培训结业考核——麻醉科专业临床实践能力考核评估。

二、制定依据

根据国家《住院医师规范化培训内容与标准(试行)》、《麻醉科住院医师培训细则》和《住院医师规范化培训考核实施办法(试行)》等要求,结合我省住院医师规范化培训的实际,特制定本规程。

三、考核对象

按照《住院医师规范化培训管理办法(试行)》规定要求招录的住培医师、符合国家有关规定的在读临床医学专业学位研究生,在规定时间内,在培训基地完成麻醉科专业住培医师规范化培训的相关内容,培训过程考核合格,并取得医师资格证书。

四、考核内容

根据《麻醉科住院医师培训细则》的要求,重点考核住院医师对临床围术期各亚专业常见手术的麻醉管理能力。临床实践能力考核范围涉及日常临床工作的各方面,包括:病史采集、体格检查、辅助检查的应用和结果判断、诊断及鉴别诊断、医疗文书书写、病例分析、临床思维及决策、专科基本技能操作、医患沟通和人文关怀等。综合评估住培医师综合应用医学知识和诠释判断疾病特征的能力、接受咨询并解释患者疑问的能力、临床基本技能和操作掌握情况以及人际沟通和交流能力等。

五、考核形式及考站设置

住院医师规范化培训临床实践能力结业考核采取客观结构式临床考核的方式,在标准化患者、真实患者或在医学模拟人(模具)上实际操作。共设置临床结果判读、患者接诊、医疗文书书写、临床思维与决策、临床技能操作五个考站。具体考核内容见《浙江省住院医师规范化培训临床实践能力结业考核项目》(表7-1)。

六、各考站设置具体要求

第一考站:临床结果判读(medical data intrepreting)

【考核目的】考核住培医师对医学知识应用和诠释围术期常见疾病特征的能力。

【考核内容】X线、CT或MRI、超声、心电图、其他实验室检查等。

【考核形式】人机对话考试。

【考核用时】60分钟。

【考核时间安排】提前至与理论考核统一进行。

【场地及设备要求】符合人机对话考试的场地。

【考题要求】以案例分析单选题为主。

【分值设置】100分。

【结果评定】60分为合格线。

第二考站:患者接诊(patient interviewing)

【考核目的】考核住培医师医学知识掌握和综合应用以及高效的采集病史、完成体检、接受患者咨询的沟通技巧等能力。

【考核内容】常见内、外科疾病的病史采集、体格检查和医患沟通的完整过程。其中体检内容包括与考核案例相关的重点身体部位的检查。

【考核形式】可采用标准化患者、真实患者或在模具上操作。采用真实患者进行体格检查须征得患者同意后进行。推荐采用视频监控设备。

【考核用时】20分钟。

【考核时间安排】在临床实践能力结业考核时进行。

【场地及设备要求】单独设立一个房间或在医院病房。考试设备:压舌板、计时器、听诊器、血压计、手电筒、棉花签、叩诊锤、(无菌)手套、速干手消毒液、污物桶。

【建议病种】

①心血管内科:心律失常、急性冠脉综合征、高血压。

②呼吸内科:支气管哮喘、急性肺炎、慢性阻塞性肺疾病。

③神经内科:急性脑卒中。

④普通外科:急慢性阑尾炎、慢性胃肠疾病、急性肠梗阻、急性重症胰腺炎、腹股沟病、急慢性胆囊炎、肝脏疾病。

【患者要求】根据建议病种选择典型病例,且须征得患者同意。所选患者能积极配合,且语言表达清晰。提示患者对考生就病情提问。

【评分表】见表7-2和表7-3。

【考官要求】2人。

【分值设置】病史采集和体格检查各100分。

【结果评定】取病史采集和体格检查两项平均分为该考站最终得分,任一项低于80分即视为该考站不合格。

第三考站:医疗文书书写(medical documents writing)

该考站包括首次病程录和大病历2个小站。

1. 首次病程录书写

【考核目的】考核住培医师的文字组织和概括能力;临床思维应用和知识应用能力。

【考核内容】主要包括主观简要病史、客观体检记录、检查结果、诊断评估与鉴别诊断以及诊疗计划等。

【考核形式】采用笔试的形式。根据患者接诊考站的病例,按照首次病程录书写要求现场手写1份首次病程录。

【考核用时】15分钟。

【考核时间安排】在临床实践能力结业考核时进行。

【场地及设备要求】标准的OSCE考室，并提供“首次病程录”规定格式的空白页。

【患者要求】此站采用“患者接诊”考站的问诊结果。

【评分表】见表7-4。

【考官要求】2人。

【分值设置】100分。

【结果评定】80分为合格线。

2. 大病历书写

【考核目的】考核住培医师对病史资料的整理、归纳、分析、书写的综合能力。

【考核内容】包括入院记录、首次病程记录、病程记录和出院记录等。

【考核形式】在过程考核时进行，随机抽取手写大病历1份；在临床实践能力结业考核时进行，在信息系统随机抽取大病历1份，并根据要求评分。

【考核用时】无。

【考核时间安排】在临床实践能力结业考核时进行（建议在过程考核中完成）。

【场地及设备要求】无。

【评分表】见表7-5。

【考官要求】2人。

【分值设置】100分。

【结果评定】90分为合格线。

第四考站：临床思维与决策(clinical reasoning and decision making)

【考核目的】考核评价住培医师对疾病的诊断、鉴别诊断、处置、预后判断过程中的临床思维与决策、总结概括、语言表达等能力。

【考核内容】病史特点归纳、诊断及依据、鉴别诊断要点、治疗计划制订、人文职业素养以及表达能力等。

【考核形式】采取面试的形式。

【考核用时】20分钟。

【考核时间安排】在临床实践能力结业考核时进行。

【场地及设备要求】标准OSCE考室。

【考题要求】题干＋提问的形式。根据麻醉科住院医师培训细则中关于病种的要求，事先设计案例和问题。住培医师要求总结病史资料、提出诊断思路、制订治疗计划，并回答针对专业知识的提问和病例相关的权衡决策以及职业素养的提问。要点是在面临多种麻醉管理方案时，选择最合适患者的决策。

【评分表】见表7-6。

【考官要求】2人。

【分值设置】100分。

【结果评定】80分为合格线。

第五考站：临床技能操作(bedside procedure skill performing)

该考站包括基本技能操作、专科技能操作2个小站。

1. 基本技能操作

【考核目的】考核住培医师对临床基本技能操作的掌握程度。

【考核内容】心肺复苏术、气管插管术。

【考核形式】在模具上操作。

【考核用时】各10分钟。

【考核时间安排】在临床实践能力结业考核时进行(建议在过程考核中完成)。

【场地及设备要求】标准OSCE考室,有进行心肺复苏术、气管插管术的模具。

【评分表】见表7-7。

【考官要求】2人。

【分值设置】100分/项。

【结果评定】90分为合格线(每项均需达到90分)。

2. 专科技能操作

【考核目的】考核住培医师的麻醉科操作技能。

【考核内容】除颤仪使用、全身麻醉诱导、椎管内麻醉、中心静脉穿刺置管术、桡动脉穿刺置管术、超声引导下神经阻滞术、双腔支气管导管置入术、环甲膜穿刺术和喉罩置入术,随机抽取一项进行考核。

【考核形式】采用真实患者或在模具上操作。

【考核用时】15分钟。

【考核时间安排】在临床实践能力结业考核时进行。

【场地及设备要求】标准的OSCE考室,根据不同的考核项目,准备不同的模具与材料。

【考题要求】设计相关题干,根据题干内容,先由考生判断专科技能操作项目,再进行该项专科技能操作考核;或以考官按实际情况,在考核项目范围内任选一项。

【评分表】见表7-8。

【考官要求】2人。

【分值设置】110分。

【结果评定】80分为合格线。

表 7-1　浙江省住院医师规范化培训临床实践能力结业考核项目

考站名称	考核内容		考核形式	考官人数	考核用时	分值	合格分值	考核时间安排	备注
临床结果判读	X线、CT或MRI、超声、心电图、其他实验室检查		人机对话考试	—	60分钟	100分	60分	提前至与结业理论一并考核	计算机自动判分
病人接诊	病史采集	病史采集、医患沟通	临床/模拟临床	2人	20分钟	100分	80分	临床实践能力结业考核	挑选考核规定的建议选用病种，对病人/SP进行重点问诊，并按要求检查相应部位；取两项平均分为该考站最终得分，任一项得分低于80分即视为该考站不合格
	体格检查	重点/专科体格检查				100分	80分		
医疗文书书写	首次病程录	首次病程录1份	根据病人接诊考站的病例手写一份首次病程录	2人	15分钟	100分	80分	临床实践能力结业考核	考官根据考核要求评分
	大病历	病历1份	随机抽取1份手写大病历进行考核评分	2人	—	100分	90分	临床实践能力结业考核/过程考核	考官根据考核要求评分

续表

考站名称	考核内容		考核形式	考官人数	考核用时	分值	合格分值	考核时间安排	备注
临床思维与决策	根据所给的病例回答问题		面试	2人	20分钟	100分	80分	临床实践能力结业考核	根据各学科培训标准及考试大纲中的要求，单独命题并考核，考官根据考核要求评分
临床技能操作	基本技能操作	心肺复苏术、气管插管术	临床/模拟临床	2人	各10分钟	100分/项	90分	临床实践能力结业考核/过程考核	基本技能操作：心肺复苏术和气管插管术，两者必考，任一项得分低于90分即视为基本技能操作不合格。专科技能操作：根据专科技能操作项目目录，单独命题并考核，考官根据考核要求评分
	专科技能操作	根据案例判断进行技能操作	临床/模拟临床	2人	15分钟	110分	80分	临床实践能力结业考核	

第二节 住院医师规范化培训结业考核临床实践能力考核评分表

表7-2 病史采集评分表

考生姓名		准考证号	
培训学科		培训基地	
考核基地		考核时间	
评分项目	评分要素	标准分	得分
基本常识	检查者自我介绍(姓名、职务或职责)	5	
	检查者询问患者的姓名、年龄、职业、籍贯等基本情况	5	
现病史	起病情况与时间	5	
	发病诱因	5	
	发病过程和主要症状	5	
	伴随症状和阴性鉴别症状	5	
	诊疗经过(诊疗单位、诊治措施、用药及效果等)	5	
	目前一般状况(饮食、睡眠、二便、体重变化等)	5	
既往史	曾患病、手术外伤史、食物药物过敏史、传染性疾病史、输血史、预防接种史等	10	
个人史	烟酒史、婚育史、女性月经史等	5	
家族史	特别是与本病相关的疾病(包含遗传病史)	5	
问诊技巧	问诊有条理和重点,体现诊断思维	5	
	问诊语言恰当,不过度引导和指责患者	5	
	问诊全过程有对患者境遇表示同情和鼓励	5	

续表

评分项目	评分要素	标准分	得分
医患沟通	医患沟通态度和蔼、表述专业	5	
	主动和患者家属进行初步的病情沟通	10	
	针对患者提问，能耐心提供专业建议	5	
	主动了解患者家庭经济支付能力和医疗保障情况	5	
合计		100	

考官签字：

表7-3　体格检查评分表(麻醉科通用)

考生姓名		准考证号		
培训学科		培训基地		
考核基地		考核时间		
评分项目	**评分要素**		**标准分**	**得分**
系统检查	**一般情况及头颈部(20分)**			
	暖手和准备听诊器、各种检查用具，并告知患者意图		2	
	眼：结膜(充血)、巩膜(黄染)、瞳孔对光反射		4	
	头、浅表淋巴结：颈部、颌下、锁骨上		4	
	口腔黏膜、舌体、咽部、扁桃体		4	
	面容和皮肤：口述皮肤有无黄染、紫绀、皮疹、苍白病容		2	
	颈部：气管位置、颈强直(淋巴结可以在检查此部位时检查)		4	
	胸部(20分)			
	肺(望诊、触诊)：胸壁静脉、压痛、呼吸运动对称度		4	
	(叩诊)上下左右对比(不要求肺尖和肺下界活动度叩诊)		4	
	(听诊)至少2个呼吸周期，包括胸背部听诊，上下左右对比		4	

续表

评分项目	评分要素	标准分	得分
系统检查	心(望诊、触诊):心尖搏动	4	
	(叩诊、听诊)5个瓣膜听诊区均需听诊(暂不要求对心界按肋间进行叩诊和测量)	4	
	腹部(20分)		
	(视诊)腹部形态	5	
	(听诊)肠鸣音	5	
	(叩诊)常规对比叩诊,不要求脾区叩诊	5	
	(触诊)全腹浅和深触诊(关注压痛情况),肝脾触诊	5	
	神经系统及四肢(20分)		
	膝反射、布氏征、克氏征、巴氏征	8	
	下肢水肿(一定检查双侧)	4	
	足背动脉、桡动脉搏动(一定检查双侧)	8	
重点查体	结合病史特点,能主次分明地将系统查体和合理的重点部位查体相结合(5分)	15	
	针对病例特点选择的重点查体的部位正确,并完成足够的检查项目(5分)		
	具体的查体步骤能体现诊断思路和鉴别关键点(5分)		
整体评价	体格检查手法规范,查体熟练有序,人文关怀,完成及时	5	
合计		100	

考官签字:

表7-4　首次病程录评分表

考生姓名		准考证号	
培训学科		培训基地	
考核基地		考核时间	

评分项目	评分要素	标准分	得分
主观简要病史(S)(20分)	对现病史概括简练,重点突出	10	
	与病史采集病案的信息一致	10	
客观体检记录/检查结果(O)(10分)	对疾病诊断有意义的体格检查描述正确、到位	5	
	与疾病相关的辅助检查结果描述正确、到位	5	
诊断评估与鉴别诊断(A)(35分)	诊断依据概括简介完整	5	
	诊断依据不堆砌,内容不空洞	5	
	各项诊断均有病史、体检、辅助检查的依据	5	
	诊断主次排序准确	5	
	鉴别诊断结合病人主要诊断展开,分析有条理	10	
	未出现与诊断无关的鉴别诊断	5	
诊疗计划(P)(25分)	诊疗计划符合基本治疗原则,简明扼要	10	
	诊疗计划与相关诊断对应	10	
	诊疗计划体现患者病情个体化原则	5	
总体(10分)	首次病程记录整体书写简洁扼要,临床思路清晰	5	
	字迹书写整洁	5	
合计		100	

考官签字:

表7-5　病历书写评分表

考生姓名			准考证号	
培训学科			培训基地	
考核基地			考核时间	
评分项目		评分要素	标准分	得分
入院记录（25分）	一般项目	姓名、性别、年龄、职业等	2	
	主诉	简明、扼要、完整，原则上不用诊断名称	2	
	现病史	起病时间、诱因、症状、缓解因素、治疗经过、具有鉴别诊断意义的阴性病史、发病后一般情况、与本病无关但仍需治疗的其他疾病情况	8	
	既往史等	既往史、个人史、婚育史、家族史等	3	
	体格检查	各大系统体检项目完整、准确、规范；专科体检记录完整；有鉴别诊断意义的阴性体征无遗漏	4	
	辅助检查	与本次疾病相关的主要辅助检查及其结果	2	
	诊断	书写准确，初步诊断合理规范，修正、补充诊断在病程录中记录相应的诊断依据	4	
首次病程记录（20分）	病历特点	归纳简单明了、重点突出	4	
	诊断依据	各项诊断均有病史、体检、辅助检查的支持	6	
	鉴别诊断	结合病人，分析有条理，思路清晰	4	
	诊疗计划	提出具体的检查及治疗措施安排	6	

续表

评分项目	评分要素		标准分	得分
病程记录（40分）	时间	病危＞1次/天，病重＞1次/2天，病情稳定1次/3天	5	
	内容	准确反映病情变化及诊治过程、有病情分析； 辅助检查结果有记录及分析； 重要医嘱更改（抗生素及专科用药）记录及时、理由充分； 交接班记录、转科记录、阶段小结按时完成，格式符合要求； 重要操作、抢救记录及时、完整； 病历讨论记录详实、层次清楚、重点突出	30	
	上级医师查房记录	规定时间内完成（主治每周2次，副高以上每周1次）； 记录真实、层次清楚、重点突出	5	
出院记录（15分）	一般情况	姓名、性别、年龄、入院日期、出院日期，住院天数	2	
	入院情况	简洁明了、重点突出；入院诊断合理	2	
	诊疗经过	住院期间的病情变化、检查结果、治疗经过及效果表述清楚	5	
	出院情况	主要症状、体征、辅助检查结果记录清楚、完整	2	
	出院诊断	完整、规范	2	
	出院医嘱	全面、具体（药物及非药物治疗、生活指导、复诊时间）	2	
合计			100	

考官签字：

表 7–6–1　临床思维与决策评分表(麻醉)

考生姓名		准考证号	
培训学科		培训基地	
考核基地		考核时间	
序号	**评分项目**	**标准分**	**得分**
1	病史特点归纳	10	
2	术前准备与评估	15	
3	麻醉方案	10	
4	麻醉前准备	15	
5	围术期麻醉管理要点	15	
6	专业知识提问(根据题量分配)	15	
7	伦理、人文及职业素养提问(根据题量分配)	10	
8	提炼概括和沟通表达能力	10	
合计		100	

考官签字:

表 7-6-2　临床思维与决策评分表(疼痛)

考生姓名		准考证号	
培训学科		培训基地	
考核基地		考核时间	
序号	**评分项目**	**标准分**	**得分**
1	病史特点归纳	15	
2	诊断及依据	15	
3	鉴别诊断要点	15	
4	治疗原则和措施	15	
5	专业知识提问(根据题量分配)	15	
6	伦理、人文及职业素养提问(根据题量分配)	15	
7	提炼概括和沟通表达能力	10	
合计		100	

考官签字：

表 7-7-1　基本技能操作评分表（心肺复苏术）

考生姓名		准考证号	
培训学科		培训基地	
考核基地		考核时间	

评分项目	评分要素	标准分	得分
现场安全	是否确保现场对施救者和患者均是安全的	5	
识别心脏骤停	检查患者有无反应（拍病人肩膀、并大声呼唤）	5	
	判断呼吸是否正常（无呼吸或仅是喘息）	5	
	观察脉搏（不能在 10 s 内明确感到脉搏）	5	
启动应急反应系统	启动应急反应系统并取得自动体外除颤器（auto external defibrillator）	5	
摆放体位	患者放于硬质地面，医生位于患者右侧	5	
高质量的胸外心脏按压	按压部位为胸骨下半段即两乳头连线中点稍下方，不能压于剑突位置	5	
	双手位置交叉，上臂保持竖直，肘部不能弯曲	5	
	以 100～200 次/分的速率实施胸外按压	5	
	按压深度达到 5cm，但不超过 6cm	5	
	每次按压后胸壁是否充分回弹	5	
	按压中断时间不超过 10 s	5	
人工呼吸与胸外按压的配合	给予患者足够的通气，30 次按压后 2 次人工呼吸	10	

续表

评分项目	评分要素	标准分	得分
人工呼吸	方法比例正确(每次吹气用1 s,2次吹气时间不超过10 s)	10	
	人工呼吸有效,见胸部抬起,避免过度通气	5	
复苏效果判断	5个循环后,检查颈动脉博动与自主呼吸	5	
总体评价	操作过程熟练,顺序正确	10	
合计		100	

考官签字:

表7-7-2 基本技能操作评分表(气管插管术)

考生姓名		准考证号	
培训学科		培训基地	
考核基地		考核时间	

评分项目	评分要素	标准分	得分
物品准备	洗手,戴帽子、口罩,签署知情同意书; 核对病人身份,评估患者状态,判断是否存在困难插管可能性(口述完成)	5	
	根据患者情况选择气管导管,并检查气囊通畅、无漏气。准备喉镜,选择镜片,检查灯光	5	
	其他:手套、吸痰器、球囊面罩、气插导芯、注射器、胶布、牙垫、听诊器	5	

续表

评分项目	评分要素	标准分	得分
操作	将患者仰卧，头后仰，颈上抬，使口、咽部和气管成一直线以便直视插管。球囊/面罩给氧(口述通气2分钟)	10	
	右手拇指推开患者下唇和下颌，食指抵住门齿，必要时使用开口器，清除呼吸道内异物	10	
	左手持喉镜沿右侧口角进入口腔，压住舌背，显露悬雍垂。慢推镜达舌根，见到会厌，上提镜片显露声门	10	
	气管导管沿喉镜压舌板凹槽放入，到声门时旋转导管进入气管，同时取出导芯，把气管导管轻轻送入，注意插管深度，安置牙垫，拔出喉镜(置入导芯超过管尖扣5分；各类插管失败不得分；再次插管未先通气扣5分)	15	
	先向导管前端气囊内充气3～5mL。再用简易人工呼吸器压入气体，观察胸廓起伏情况，或者用听诊器听双肺呼吸音有无对称，以确定导管已在气管内(插入食管不得分)	15	
	胶布固定气管导管与牙垫	5	
总体评价	操作过程整体熟练程度	10	
	问答：插管的适应证和禁忌证	10	
合计		100	

考官签字：

表7-8-1 专科技能操作评分表(麻醉科)(除颤仪使用)

考生姓名		准考证号	
培训学科		培训基地	
考核基地		考核时间	

评分项目	评分要素	标准分	得分
操作判断	根据题干判断该做何种技能操作,判断正确得5分。判断错误不得分,由考官告知其正确操作项目,考生进行技能操作。	5	
操作前准备	连接电源打开开关、检查连线、电极板	5	
	调至监护位置	5	
	评估患者病情,判断室颤类型及有无伴随症状	5	
操作过程	监测患者心电图,再次确认患者具有心脏除颤指征	5	
	迅速给患者去枕平卧于硬板床,暴露胸部,检查去除金属等导电物质	5	
	除颤前给予药物,提高除颤阈值	5	
	电极板均匀涂抹导电糊	5	
	打开除颤器电源并设置模式	5	
	调节除颤器能量并开始充电	5	
	将2块电极板分别置于右锁骨下胸骨右侧和心尖部	5	
	紧密接触、压力适当	5	

续表

评分项目	评分要素	标准分	得分
操作过程	再次观察心电图，确认是否除颤	5	
	警示旁人离开	5	
	操作者身体离开床缘	5	
	双手拇指同时按压两电极板放电按钮	5	
	观察心电图，了解除颤效果，判断是否需要再次除颤	5	
操作后处理	再次评估患者病情	5	
	电极板正确回位	5	
总体评价	整个操作过程表现人文关怀	5	
	操作规范熟练，在规定时间内完成	5	
操作后提问	简述同步和非同步电除颤的区别以及适应证	5	
合计		110	

考官签字：

表 7-8-2 专科技能操作评分表(麻醉科)(全身麻醉诱导)

考生姓名		准考证号	
培训学科		培训基地	
考核基地		考核时间	

评分项目	评分要素	标准分	得分
操作判断	根据题干判断该做何种技能操作,判断正确得5分。判断错误不得分,由考官告知其正确操作项目,考生进行技能操作	5	
操作前准备	1. 了解病人周身状态及实验室材料情况 A. 除手术疾病外是否发现其他疾病(2分) B. 实验室检查是否有缺项和异常(2分) C. 麻醉 ASA 分级是否正确(2分)	6	
	2. 术前访视单和知情同意书填写情况	4	
	3. 麻醉前病人信息核对	5	
操作过程	1. 经口明视气管内插管法插管前评估	5	
	2. 插管前准备 A. 麻醉机:电源、气源、密闭性、呼吸机、蒸发器药物输出情况、钠石灰效能(3分) B. 控制呼吸用具:面罩、头带、口咽通气道、呼吸囊(3分) C. 气管插管用具:不同类型导管、喉镜、喉镜照明情况、气管导管管芯(3分) D. 插管后导管固定及判定用具:牙垫、胶布、听诊器(3分) E. 全身麻醉监测仪准备(3分) F. 麻醉用药准备(5分) G. 导管型号及长度的判定、导管套囊有无漏气(5分)	25	

续表

评分项目	评分要素	标准分	得分
操作过程	3. 气管插管操作 A. 开放气道、托下颏方法正确(5分) B. 辅助及控制呼吸操作正确(5分) C. 气管插管步骤合理:摆正头位(2分);右手拇指、示指和中指提起下颌并启口(3分);左手持喉镜沿口角右侧置入口腔,将舌体推向左侧,暴露悬雍垂,慢慢推进喉镜使其顶端抵达舌根,稍上提喉镜显露声门(5分);右手持气管导管,将导管送入声门1cm后及时抽出管芯(5分);导管插入气管后,立即插入牙垫,然后退出喉镜,判定气管导管的位置与深度(听诊器听诊、二氧化碳监测)、固定(5分) D. 调整呼吸及参数,控制呼吸(5分)	35	
操作后处理	1. 再次评估患者生命体征	5	
	2. 整理物品	5	
总体评价	整个操作过程表现人文关怀,保护患者隐私	5	
	操作规范熟练,在规定时间内完成	5	
操作后提问	全身麻醉的方法、并发症中任选2项提问	5	
合计		110	

考官签字:

表7-8-3 专科技能操作评分表(麻醉科)(椎管内麻醉)

考生姓名		准考证号	
培训学科		培训基地	
考核基地		考核时间	

评分项目	评分要素	标准分	得分
操作判断	根据题干判断该做何种技能操作,判断正确得5分。判断错误不得分,由考官告知其正确操作项目,考生进行技能操作	5	
操作前准备	1. 了解病人周身状态及实验室材料情况、病史、服药情况、体格检查、实验室检查、凝血功能	5	
	2. 麻醉前准备急救药品、抢救设备是否完善	5	
	3. 操作前病人信息核对	2	
	4. 完成入室后生命体征监测	3	
操作过程	1. 患者穿刺体位是否正确	5	
	2. 戴无菌手套方式是否正确	5	
	3. 穿刺用具检查 A. 穿刺用具是否完整(2.5分) B. 穿刺针是否通畅、导管是否通畅(2.5分)	5	
	4. 穿刺部位消毒:消毒顺序、范围是否正确	2.5	
	5. 铺无菌单是否正确	2.5	
	6. 确定穿刺点是否正确	5	
	7. 穿刺点局部浸润麻醉是否正确	2.5	

续表

评分项目	评分要素	标准分	得分
操作过程	8. 穿刺手法是否正确	5	
	9. 穿刺针方向是否正确	2.5	
	10. 针筒针头位置是否正确	2.5	
	11. 判定硬膜外腔或确认蛛网膜下腔的方法是否正确	5	
	12. 放置导管是否正确	5	
	13. 退针手法是否正确	2.5	
	14. 注药前是否开放静脉	2.5	
	15. 是否给予试验量	2.5	
	16. 注入全量前是否测量生命体征	2.5	
	17. 注入全量后是否密切观察病人循环、呼吸并记录	2.5	
	18. 查麻醉平面测试方法是否正确	5	
操作后处理	1. 再次评估患者生命体征	5	
	2. 整理物品	5	
总体评价	整个操作过程表现人文关怀	5	
	操作规范熟练,在规定时间内完成	5	
操作后提问	椎管内麻醉(硬膜外麻醉、蛛网膜下腔麻醉)的适应证、禁忌证和并发症,穿刺点如何确定间隙中任选两题	5	
合计		110	

考官签字:

表7-8-4 专科技能操作评分表(麻醉科)(中心静脉穿刺置管术)

考生姓名		准考证号	
培训学科		培训基地	
考核基地		考核时间	

评分项目	评分要素	标准分	得分
操作判断	根据题干判断该做何种技能操作,判断正确得5分。判断错误不得分,由考官告知其正确操作项目,考生进行技能操作	5	
操作前准备	1. 评估患者心肺功能,必要时吸氧、监测生命体征	3	
	2. 评估患者凝血功能、有无服用抗凝药病史	4	
	3. 确定穿刺点周围皮肤无破损、感染等	4	
	4. 超声确认无深静脉血栓并了解动静脉关系	4	
操作过程	1. 摆好患者体位	5	
	2. 穿刺点定位是否准确	5	
	3. 消毒范围是否正确	5	
	4. 铺无菌单是否正确	5	
	5. 穿刺点局部浸润麻醉是否正确	5	
	6. 穿刺持针手法是否正确	5	
	7. 首次进针角度和方向是否正确	5	
	8. 首次穿刺失败是否调整方向,手法是否正确	5	

续表

评分项目	评分要素	标准分	得分
操作过程	9. 置入导丝手法是否正确	5	
	10. 扩皮手法是否正确	5	
	11. 留置导管深度是否正确	5	
	12. 留置导管后是否回抽、肝素冲洗，导管是否通畅	5	
	13. 固定夹放置是否正确	5	
操作后处理	1. 再次评估患者生命体征	5	
	2. 整理物品	5	
总体评价	整个操作过程表现人文关怀，保护患者隐私	5	
	操作规范熟练，在规定时间内完成	5	
操作后提问	颈内静脉穿刺的适应证和并发症是什么？	5	
合计		110	

考官签字：

表7-8-5　专科技能操作评分表(麻醉科)(桡动脉穿刺置管术)

考生姓名		准考证号		
培训学科		培训基地		
考核基地		考核时间		
评分项目	评分要素		标准分	得分
操作判断	根据题干判断该做何种技能操作,判断正确得5分。判断错误不得分,由考官告知其正确操作项目,考生进行技能操作		5	
操作前准备	1. 评估患者基础情况,特别是动脉瘤患者		3	
	2. 患者出凝血状况,有无抗凝、抗血小板治疗史		4	
	3. 穿刺部位有无皮肤破损及感染等		4	
	4. 评估:Allen 试验		4	
操作过程	1. 放好穿刺部位手的位置,暴露手腕		5	
	2. 穿刺点定位		5	
	3. 消毒范围正确		5	
	4. 铺巾正确		5	
	5. 局麻正确		5	
	6. 穿刺针用肝素冲洗		5	
	7. 持针手法正确		5	
	8. 进针角度和方向正确		5	
	9. 穿刺失败调整正确		5	

续表

评分项目	评分要素	标准分	得分
操作过程	10. 置管手法正确	5	
	11. 退出导芯	5	
	12. 连接冲洗	5	
	13. 固定	5	
操作后处理	连接换能器正确	5	
	调零正确、换能器高度合适	5	
总体评价	整个操作过程表现人文关怀	5	
	操作规范熟练，在规定时间内完成	5	
操作后提问	桡动脉穿刺置管术的适应证(功能)；什么是 Allen 试验?	5	
合计		110	

考官签字：

表 7-8-6　专科技能操作评分表（麻醉科）（超声引导下神经阻滞术）

考生姓名		准考证号		
培训学科		培训基地		
考核基地		考核时间		
评分项目	**评分要素**		**标准分**	**得分**
操作判断	根据题干判断该做何种技能操作，判断正确得5分。判断错误不得分，由考官告知其正确操作项目，考生进行技能操作		5	
操作前准备	1. 评估患者基本情况		5	
	2. 超声机器、适合的超声探头的选择以及穿刺物件和药品的准备		5	
	3. 根据病人情况及手术部位选择合适的神经阻滞靶点		5	
操作过程	1. 摆放体位，和病人有效沟通、取得合作		5	
	2. 操作前可给予适量镇静、镇痛药物		5	
	3. 带无菌手套		5	
	4. 消毒是否完全、铺巾是否正确		5	
	5. 超声下目标位置的判断，神经与肌肉及血管等组织结构的鉴别		5	
	6. 局部麻醉		5	
	7. 进针点是否正确		5	

续表

评分项目	评分要素	标准分	得分
操作过程	8. 超声能否很好地显影针尖位置	5	
	9. 穿刺手和持超声手能否很好协调	5	
	10. 注入少量局麻药或生理盐水后，超声是否显示	5	
	11. 放置神经阻滞导管的手法	5	
	12. 给予适当浓度和容积的局部麻醉药	5	
	13. 超声下可见神经周围局麻药产生的液性暗区	5	
操作后处理	被阻滞的神经感觉分布区和(或)运动阻滞范围的判断	5	
	整理物品	5	
总体评价	整个操作过程表现人文关怀，保护患者隐私	5	
	操作规范熟练，在规定时间内完成	5	
操作后提问	简述超声引导的神经阻滞方法	5	
合计		110	

考官签字：

表7-8-7　专科技能操作评分表（麻醉科）（双腔支气管导管置入术）

考生姓名		准考证号		
培训学科		培训基地		
考核基地		考核时间		
评分项目	评分要素		标准分	得分
操作判断	根据题干判断该做何种技能操作，判断正确得5分。判断错误不得分，由考官告知其正确操作项目，考生进行技能操作		5	
操作前准备	1. 判断病人情况 A. 评估患者基础情况（3分） B. 术前听诊双侧呼吸音（3分） C. 根据病人身高和手术选择合适的双腔支气管导管（4分）		10	
	2. 物品准备 A. 连接电源，打开麻醉机、监护仪开关，检查可用的呼吸模式 B. 检查喉镜、纤支镜、听诊器，准备好双腔管		5	
操作过程	1. 术前给予阿托品肌注		5	
	2. 双腔管的准备：选择合适的型号（2.5分）、左或右双腔管（2.5分）以及检查套囊的完整性（2.5分）		7.5	
	3. 喉镜的准备，氧气流量3～4L		5	
	4. 给予麻醉诱导药物（2.5分），判断麻醉深度（2.5分），选择插管时机（2.5分）		7.5	
	5. 喉镜下双腔管置入声门		5	

续表

评分项目	评分要素	标准分	得分
操作过程	6. 双腔管的转动,退导芯,前进	5	
	7. 听诊双侧呼吸音	5	
	8. 观测单肺通气气道压	5	
	9. 双腔管对位 A. 准确判断双腔管位置(听诊法、纤维支气管镜或其他可视设备对位显示是否良好(5分) B. 单肺通气气道压不高,氧合充分(5分) C. 吸痰顺利(5分)	15	
	10. 固定	5	
操作后处理	重新评估患者生命体征	5	
	整理	5	
总体评价	整个操作过程表现人文关怀	5	
	操作规范熟练,在规定时间内完成	5	
操作后提问	如何通过临床征象和纤维支气管镜对双腔支气管的位置进行定位?支气管内插管的适应证和禁忌证?任选一题	5	
合计		110	

考官签字:

表7-8-8 专科技能操作评分表(麻醉科)(环甲膜穿刺术)

考生姓名		准考证号		
培训学科		培训基地		
考核基地		考核时间		
评分项目	**评分要素**		**标准分**	**得分**
操作判断	根据题干判断该做何种技能操作,判断正确得5分。判断错误不得分,由考官告知其正确操作项目,考生进行技能操作		5	
操作前准备	1. 评估患者基本情况		5	
	2. 患者准备:核对患者信息,向患者说明穿刺的目的,取得患者的同意并签协议书(口述)		5	
	3. 物品准备:消毒液、无菌棉签、2%利多卡因、无菌手套一副、10 mL无菌注射器一支、12~16号带套管的静脉穿刺针一个(或粗针头)、0.9%生理盐水。根据题干和病情准备:气管导管接头、呼吸皮囊、氧气、监测仪		5	
操作过程	1. 生命体征监测		5	
	2. 向患者解释操作步骤,并告知患者操作开始,取得合作		5	
	3. 摆好体位:患者取平卧位,头后仰,头颈保持中线位,操作者站于患者右侧		5	
	4. 消毒、戴无菌手套、局麻(根据情况)		5	
	5. 检查穿刺针是否完好、通畅。注射器内装2~5 mL生理盐水备用(如清醒时插管,需在注射器内装2%利多卡因2~3 mL)		5	

续表

评分项目	评分要素	标准分	得分
操作过程	6. 确定穿刺点：甲状软骨下缘与环甲软骨弓上缘之间与颈部正中线交界的凹陷处即为穿刺点	5	
	7. 穿刺 A.以左手示指、中指固定环甲膜两侧(5分) B. 右手持环甲膜穿刺针或粗针头，在正中线环甲膜处垂直进针(5分) C. 当针头进入气管，即可感到阻力突然消失(5分) D. 即刻接带生理盐水的注射器并回抽(5分) E. 可见大量气泡进入注射器表明穿刺成功(5分)	25	
	8. 如用带套管的穿刺针，将外套管向气管内推入，同时除去穿刺针针芯及注射器(5分)，固定套管(5分)；如用粗针头，直接固定(5分)，连接氧气装置(5分)；如做表面麻醉，直接接带局麻药的注射器，回抽有气泡后快速注入局麻药(5分)，并嘱患者咳嗽(5分)。以上三种情况中任选一个	10	
操作后处理	再次评估患者(意识、呼吸、血压、心率等各项生命体征或表面麻醉效果)	5	
	整理	5	
总体评价	整个操作过程表现人文关怀	5	
	操作规范熟练，在规定时间内完成	5	
操作后提问	环甲膜穿刺术的适应证、并发症和处理；穿刺过程中注意事项(其中任选一题)	5	
合计		110	

考官签字：

表 7-8-9　专科技能操作评分表(麻醉科)(喉罩置入术)

考生姓名		准考证号	
培训学科		培训基地	
考核基地		考核时间	

评分项目	评分要素	标准分	得分
操作判断	根据题干判断该做何种技能操作,判断正确得5分。判断错误不得分,由考官告知其正确操作项目,考生进行技能操作	5	
操作前准备	1. 判断病人情况 A. 评估患者基础情况、病史、体格检查和实验室检查情况 B. 手术方式和手术时间是否适合(或者用于困难气道管理)	5	
	2. 物品的准备:麻醉机或呼吸皮囊、氧气、吸引器、听诊器、针筒、胶布、适合患者大小的喉罩、石蜡油;准备好气管插管全套器具以防止喉罩置入失败;监测设备(可口述)	5	
	3. 麻醉药品和抢救药品的准备,开放静脉通路	5	
操作过程	1. 监测患者生命体征	5	
	2. 选择合适类型和型号喉罩,将罩囊放空,或使部分充气,润滑喉罩背面	5	
	3. 静脉推注麻醉诱导药物,手控呼吸辅助,去氮吸氧,氧气流量3～4L	5	
	4. 判断喉罩置入时机,麻醉深度适合、推动下颌无反应	5	

续表

评分项目	评分要素	标准分	得分
操作过程	5. 喉罩置入 A. 协同手托住患者枕后部，颈椎向胸部屈曲而头后仰，导引手示指在前拇指在后呈持笔姿势握住通气管与通气罩的连接部(3分) B. 助手协助将口腔适度打开，或协同手手指将口唇分开(若采用协同手完成，须在喉罩进入口咽前回到枕后部，以维持头颈位置(3分) C. 将通气罩置于硬颚的中间位置，顶住硬颚后，拇指离开通气管(3分) D. 示指向后推动喉罩，保持对硬颚的压力，先向后下方向再向下方运动，使喉罩尖端平缓地沿硬颚、软腭和咽后壁滑动(3分) E. 罩体尖端嵌入下咽部食管上括约肌开口，撤出导引手指(3分)	15	
	6. 将通气罩充气	5	
	7. 判定喉罩置入位置 A. 连接螺纹管、麻醉机或呼吸皮囊做手控呼吸(5分) B. 观测胸廓是否抬动(3分) C. 观察是否漏气(3分) D. 气道阻力是否在正常范围(可口述)(3分) E. 听诊双肺呼吸音是否对称(3分) C. 呼气末二氧化碳波形是否正常(可口述)(3分)	20	
	8. 固定	5	

续表

评分项目	评分要素	标准分	得分
操作后处理	重新评估患者生命体征，气道管理情况	5	
	整理	5	
总体评价	整个操作过程表现人文关怀	5	
	操作规范熟练，在规定时间内完成	5	
操作后提问	喉罩的适应证、禁忌证、优缺点和并发症中任选二题	5	
合计		110	

考官签字：

附录1　住院医师规范化培训管理制度与规范

1.1 杭州市第一人民医院麻醉科教学查房规范及相关表格

教学查房是临床实践教学的重要环节，是培养住培医师临床能力的有效途径。与“三级医师医疗查房”不同，教学查房突出的是教学目的与要求，以住培医师为讲解对象。因此，在组织临床教学查房时，应根据教学大纲、住培大纲要求，明确教学目标，充分体现教学查房的教学特点和提高临床教学质量的功能。

教学查房的目的在于促进住培医师掌握病史采集、体格检查、病情演变、实验室检查结果分析、医嘱、病程记录及与患者的沟通技巧等临床工作基本规范与程序，提高其临床思维能力和临床实践能力，帮助住培医师把书本知识转变成实际临床工作能力；同时提高临床医师的教学水平和临床工作能力，实现教学相长。

为了规范教学查房的模式和流程，确保教学质量，提高教学效果，特制定本规程。

一、查房前准备

（一）主持教学查房医师

1. 病例准备：教学查房应按照教学大纲的要求确定教学目

标，选择有教学意义的典型病例（病情相对稳定、病史典型、症状与体征明显、诊断基本明确），病例应选本专业的常见病、多发病。要提前做好患者的沟通工作，得到配合与理解。

2. 教学准备：主持教学查房的医师事先要通知住培医师所查的病例床号，教学查房前主持查房医师应熟悉患者病情，全面掌握近期病情演变情况。

3. 教案准备：涉及教学对象、教学内容、教学病例、教学方法与手段、教学重点与难点、教学目标及其实现途径、讨论作业与参考文献。

（二）住培医师

1. 针对查房要求，事先查阅、复习与该病例相关的理论知识。

2. 查房前住培医师应先到床边，通过询问病史和体格检查，了解病情，掌握患者病情演变情况与近期存在的问题等，并做好相关准备工作，如检查病历、熟悉各项检查报告结果等。

3. 准备好教学查房所需的器械，包括血压计、体温表、听诊器、叩诊锤、手电筒、刻度尺、压舌板、棉签、记号笔等。

二、教学查房过程

（一）第一阶段（时间5分钟）

1. 地点：示教室（暂无示教室的科室可用办公室代替）。

2. 内容：主持查房医师向参加查房的全体人员简要说明此次教学查房的目的和注意事项，提出教学重点、需掌握的重要体征和理论要点（如手术前麻醉评估及麻醉方案的制订等）。

（二）第二阶段（时间20分钟）

1. 地点：患者病房。

2. 内容

（1）汇报病例：主管床位的住培医师向患者问候，在得到患者配合后，脱稿向主持医师简明扼要地汇报病史，包括一般情况（姓名、年龄、性别、职业等）、入院情况及诊断、住院后病情变化、诊疗效果及重要的与麻醉相关的临床检查结果等。同组其他住培医师可以补充汇报。要求：口齿清楚、语言流利、表达精练、重点突出。

（2）初级带教老师补充汇报：重点补充近期病情演变以及住培医师汇报中遗漏的病情。要求：不重复住培医师已汇报过的内容，主要补充不足。

（3）主持教学查房医师（高级带教老师）指正汇报内容：住培医师汇报完毕后，查房医师通过询问患者，核实病历汇报内容，并实施必要的体检，确实掌握病情。在此基础上，针对汇报中的不足或缺漏之处予以指正，同时通过提问进一步熟悉病情。主持教学查房医师应引导住培医师掌握汇报病史的要领。

（4）住培医师对患者进行麻醉前相关体格检查：根据教学要求和发现的问题，由带教老师指导住培医师进行相应的体格检查，特别是与麻醉操作如气管插管、椎管内麻醉操作有关的检查，正确认识阳性体征。医师应注意纠正住培医师在问诊与查体中存在的问题，做必要的示范。特别是要引导住培医师注意所查病例重要的体征（重点选择阳性体征和重要的阴性体征），检查住培医师能否正确掌握查体手法，主持查房医师应先向病员解释清楚，以免引起误会。在临床不许可的情况下，也可以模拟方式进行。

（5）提问：教学查房过程中，主持教学查房医师要善于提一些关于基础知识或基本操作的问题，提问对象涵括其他住培医师。

(6）告离患者,整理其衣被并致谢。

(三）第三阶段（时间35分钟）

1. 地点:示教室。

2. 内容

(1）病例小结:由住培医师进一步总结患者的重要阳性和阴性体征、实验室检查结果、影像学检查结果、诊断、本次住院经过以及拟施手术等。主持教学查房医师对住培医师的病例汇报情况包括体检情况,进行评价。

(2）病例分析讨论:主持教学查房医师组织引导住培医师围绕本病例的诊断、拟施手术、手术方式、麻醉前评估以及需要进一步完善的检查,以及患者的围术期心理问题、行为指导等问题进行互动式讨论,以理解和掌握相关的临床基本理论、基本知识、基本技能。查房医师应运用启发式教学方法,引导住培医师进行科学的临床思维,培养住培医师独立思考和处理麻醉相关问题的临床思维能力;在提问与讨论的基础上,对患者的病情进行较系统的分析,分析的重点是结合本病例特点,运用国内外医学界新进展、新观点来分析患者的病史特点、麻醉评估、麻醉方案的制订、需要增加的重要辅助检查的意义(充分利用影像学、实验室检查资料)等进行分析、讨论。主持教学查房医师还要善于以问题为引导,运用适当的指向性提问、提示、探究等技巧,充分调动住培医师的思维与兴趣,整个过程应围绕本病例的特点进行。

(3）归纳总结:主持教学查房住培医师总结归纳该病例中应掌握的内容,对住培医师在查体、讨论中出现的问题进行评讲,综合查房全过程,结合住培医师在专业知识、操作技能等方面存在的问题,进行系统的归纳总结。①总结本次教学查房是否达到预期的目标。②点评住培医师及其他医师在教学查房中的表现,提出改进意见。③根据需要,提出问题、布置作业,如出思考题和指定阅读资料。

(4) 记录:教学查房时住培医师和分管床位的医师应作好查房记录,尤其是对病情分析、拟施手术、麻醉评估、麻醉方案制订等情况要详细记录。查房结束后,要及时书写教学查房记录。

三、基本要求

1. 主持查房医师:由主治医师(讲师)以上职称教师主持,也可根据病区情况由教学经验丰富的高年资住院医师或具有高级职称的医师主持。参加人员包括病区主任、带教老师、教学秘书、住院医师、研究生、住培医师。

2. 教学查房要点

(1) 紧密围绕本次教学查房目的。

(2) 必须紧扣患者情况进行分析、讨论;适当进行拓展,如适当介绍有关新进展,但注意避免成为“小讲课”。

(3) 以问题为中心,结合“三基”进行启发式教学,注意对住培医师临床思维的培养。

(4) 结合病例,以临床查房工作为载体,充分体现临床实际工作环境与要求,并注意理论联系实际,突出重点难点,条理清晰。

(5) 鼓励采用双语教学。双语查房属于教学查房,应符合教学查房要求。

(6) 注意调动住培医师主动参与查房积极性,使后者扮演好“医生”角色,做好病史采集与体检工作,注意教学查房与见习带教和病例讨论的区别。

3. 教学查房周期：麻醉科每两周开展一次，落实具体的时间和内容，保持相对固定。查房时间以1小时左右为宜。

4. 教学查房应以住培医师为授课对象，按教材规范进行授课。查房时要求适当应用英语专业词汇等。查房过程中主要采用启发式、引导式和以问题为导向的教学法(problem-based learning，PBL)进行教学。注重培养住培医师的临床诊疗思维能力。

5. 分管教学的主任应事先听取主持教学查房医师准备情况的简短汇报，给予指导和认可。对于新担任此项工作的年轻医师，各科室可组织集体备课，听取汇报，并给予指导。

6. 教学查房时间应与医疗查房时间错开，以尽量减少对日常医疗工作的影响。病区在工作安排上应保证住培医师和主持教学查房医师能按时实施此项工作，避免随意更换时间和内容。

7. 注意保护性医疗制度，符合医学伦理要求，与患者交流要讲究谈话艺术，为患者保守医疗秘密，要有爱伤观念，查体部位不应暴露太多，检查时间不宜太长。

8. 教学查房时必须采用普通话，注意态度认真、情绪饱满、仪表端庄、着装整洁大方、语言亲切；体恤患者，要体现人文关怀，有爱心意识，查体前向患者解释并取得配合，查体后对患者的配合要表示感谢；树立良好的医德风范。注意培养下级医师医德医风、业务素质和临床教学意识。

9. 查房时患者所在病房空间应尽量宽敞，病房无陪护或探视家属及其他无关人员。特殊情况下，患者可安排在单独病房内便于观摩，减少对其他患者的干扰。

附表1-1 杭州市第一人民医院教学查房教案

<table>
<tr><td colspan="2">教学查房主题</td><td colspan="3"></td><td>主查医师</td><td colspan="2"></td></tr>
<tr><td colspan="2">教学查房参加人员</td><td colspan="3">□住培医师 □研究生 □实习生
□其他：</td><td>参加人数</td><td colspan="2"></td></tr>
<tr><td>时间</td><td></td><td>地点</td><td></td><td>病历号</td><td></td><td>时长</td><td></td></tr>
<tr><td colspan="2">教学目的与要求</td><td colspan="6"></td></tr>
<tr><td colspan="2">教学重点</td><td colspan="6"></td></tr>
<tr><td colspan="2">教学难点</td><td colspan="6"></td></tr>
<tr><td colspan="2">教学内容与时间分配</td><td colspan="6"></td></tr>
<tr><td colspan="2">思考题</td><td colspan="6"></td></tr>
<tr><td colspan="2">参考书目、文献</td><td colspan="6"></td></tr>
<tr><td colspan="2">物品准备(根据情况增删)</td><td colspan="6">1. 教具：电脑、投影仪、激光笔、白板、其他
2. 辅助检查：实验室检查、影像学检查、心电图、脑电图、肌电图、其他
3. 查房车及车上物品：血压计、体温表、听诊器、叩诊锤、手电筒、刻度尺、压舌板、棉签、笔、手消毒液、其他</td></tr>
<tr><td colspan="2">住培专业基地或教研室主任审阅意见</td><td colspan="6"></td></tr>
</table>

附表1-2　杭州市第一人民医院教学查房记录

查房目的					
查房时间		科室		病区床号	
患者姓名		患者性别		出生年月	
主查医师		主查医师职称		住院号	
管床医师		管床医师职称		管床护士	
住培医师姓名	年级	专业	入科日期	查房分工	评分
参加教学查房人员签名					
病历摘要及诊断					
查房内容					
查房总结					

附表 1–3　杭州市第一人民医院教学查房督导评分表

专业基地：　科室：　指导医师姓名：　专业技术职称：　患者病历号：　疾病名称：

考核项目	内容要求	分值	实得分	扣分原因
查房准备（10分）	1. 查房目的明确，能充分体现对住院医师临床能力的培养，达到培训细则要求	5		
	2. 选择病例适合，对患者病情熟悉；准备工作充分，程序规范	5		
查房指导（50分）	1. 指导查房认真，有教学育人意识，注意医德医风教育	5		
	2. 能严格要求住院医师询问病史，并与患者认真核实	5		
	3. 指导查体规范、标准，并能准确示范；认真纠正不正确手法	5		
	4. 指导住院医师读片和分析各种报告单，并提出自己的见解和诊疗思路	5		
	5. 指导住院医师做出正确的诊断和治疗计划	5		
	6. 结合病例，联系理论基础，讲解疑难问题和介绍医学界的新进展	5		
	7. 修改病历，指导住院医师规范书写及总结病历特点	5		
	8. 培养住院医师教学能力	5		
	9. 检查护理和其他问题	5		
	10. 注重医患沟通，善于交代病情	5		

续表

考核项目	内容要求	分值	实得分	扣分原因
查房方法（20分）	1. 能结合病例有层次地对住院医师进行提问，培养住院医师思考问题的深度和广度，训练住院医师思维能力	5		
	2. 合理使用病例资源，提高动手能力，掌握临床规范技能	5		
	3. 善于启发住院医师主动提问；能耐心解答各种问题	5		
	4. 用语专业、规范，合理教授专业英语词汇	5		
查房效果（10分）	1. 通过查房强化住院医师爱伤观念，学习医患沟通技巧；引导其学会理论联系实际、归纳总结和掌握诊治疾病的临床能力	5		
	2. 查房内容和形式好，有互动；语言生动，概念清楚；逻辑性强，重点突出；时间安排合理	5		
总体印象（10分）	1. 为人师表，礼貌待人，爱护病人，着装大方、谈吐文雅、用语规范	5		
	2. 查房基本模式、过程、效果能达到目的，使住院医师逐步掌握查房技巧	5		
合计		100		
专家签名：		日期：	年 月	日

1.2 住院医师规范化培训指导老师教学质量评价表

附表1-4　住院医师规范化培训指导老师教学质量评价表(住培医师评价)

住培医师:　　　　指导老师:　　　　轮转基地及科室:

轮转时间:　　年　　月至　　年　　月

项目	考核指标	考核等级				
		5	4	3	2	1
带教态度(25分)	对住培医师严格要求,全面关心住培医师成长					
	言传身教,为人师表					
	工作责任心强,精益求精					
	带教时间分配合理,按时开始					
	带教前准备充分,符合培训《标准》					
带教内容(25分)	自身知识渊博,专业理论扎实,病例分析透彻					
	能按照培训《标准》认真制订培养计划					
	针对不同年级住培医师,分阶段实施培养内容					
	及时检查并指导病历书写,修改病历并评定					
	注重对住培医师的临床基本技能的培训及人文素养的培养					
教学方法(25分)	教学方法、手段和形式与内容和谐统一					
	语言准确、精练、生动,重点突出					
	注重启发思维和能力培养					
	高度结合临床,举例恰当,注意住培医师信息反馈					
	培养住培医师临床思维和独立工作的能力					
教学效果(25分)	能吸引住培医师注意力,指导氛围活跃					
	在培养住培医师专业技能的同时,注重医德建设					
	住培医师的分析问题和解决问题的能力得到提高					
	住培医师的科研和论文写作能力得到提高					
	符合培养标准要求,完成培养计划					
总分						
住培医师意见与建议						

注:欢迎住培医师就指导老师的指导情况提出具体意见和建议,意见和建议可直接写在本表背面,也可通过书面或其他形式向基地管理部门反映。

附表1-5　住院医师规范化培训指导老师教学质量评价表（专业基地评价）

指导老师：　　　　　所在基地科室：　　　　　考核年度：　　年　　月至　　年　　月

考评标准	考核项目	考核标准	信息来源	得分
德（10分）	救死扶伤，全心全意为病人服务（2分）	对待患者一视同仁，查相关投诉记录；关心、体贴患者，做到热心、耐心、爱心、细心，查相关投诉记录；增强责任意识，防范医疗差错、医疗事故的发生，查相关投诉记录；以上每发生一起（包括住培医师发生），带教老师扣2分	门办 医务科 科教科	
	尊重病人的人格和权利，为病人保守医疗秘密（2分）	维护患者的合法权益，尊重患者知情权、选择权和隐私权，为患者保守医疗秘密，查相关投诉记录	门办 医务科 科教科	
	遵纪守法，廉洁行医（2分）	查相关投诉记录以及劳动纪律检查情况；正确处理同行、同事间的关系，互相尊重，互相配合，取长补短，共同进取，不取得不当利益，如不向病人索取红包等，查院部相关投诉记录	门办 医务科 科教科	
	严谨求实，努力提高专业技术水平（2分）	积极参加在职培训，刻苦钻研业务技术，努力学习新知识、新技术，提高专业技术水平，查继续教育、科研、新技术相关开展情况与相关记录	门办 医务科 科教科	
	文明礼貌，优质服务，构建和谐医患关系（2分）	着装整齐，举止端庄，服务用语文明规范，服务态度好，无“生、冷、硬、顶、推、拖”现象，查相关投诉记录	门办 医务科 科教科	
能（50分）	病案质量（10分）	及时检查、修改和评定住培医师病历，查病历（包括住培医师所写），每出现1份乙级病历扣5分。出现2份乙级病历一票否决	医务科	
	差错缺陷（10分）	指导老师每发生1起技术性差错（包括住培医师发生）扣10分，责任性一票否决	医务科	

续表

考评标准	考核项目	考核标准	信息来源	得分
能（50分）	医疗制度（10分）	指导老师每发生1起违反制度的情况（包括住培医师发生）扣5分	医务科	
	教学查房（10分）	重视基本理论、基础知识、基本技能培养，对教学内容的掌握、熟悉、了解三级要求层次分明；对教学内容掌握不全扣5分	科教科	
	教学授课与临床示教（10分）	充分应用直观、电教手段，示范熟练、正确；教学形式和方法符合内容要求、学科特点；未按上述要求扣5分	科教科	
勤（10分）	带教质量（10分）	未制订带教计划，每起扣5分；带教计划未具体落实，每起扣5分	科教科	
绩（20分）	住培医师成绩（10分）	每次学员出科考试未及格，扣2分。扣完为止;学员结业考核未通过，扣10分，并不能参加年度评优	科教科	
	住培医师反馈（10分）	根据住培医师考评表，每次小于90分扣5分。扣完为止	科教科	
廉（10分）	医德行风投诉（10分）	不利用工作之便牟取私利，不收受药品、医用设备、医用耗材等生产、经营或经销人员给予的财物、回扣以及其他不正当利益，不以介绍患者到其他单位检查、治疗和购买药品、医疗器械等为由，从中牟取不正当利益；不开具虚假医学证明，不参与虚假医疗广告宣传和药品医疗器械促销，不隐匿、伪造或违反规定涂改、销毁医学文书及有关资料；不违反规定私自外出行医；带教老师每发生1起（包括住培医师发生）扣5分	医务科	
总分（100分）				

注:65～75分为合格,76～85分为良好,86～100为优秀,低于65分为不合格。

1.3 住院医师规范化培训基地联合体麻醉专业协作组住培医师考核细则

根据《浙江省住院医师规范化培训基地联合体管理实施细则(试行)》,住院医师规范化培训基地联合体各成员单位的教学及考核均须实行同质化管理。

住院医师规范化培训的出科考核工作是培训过程考核的重要组成内容,是对住院医师规范化培训过程的综合评价,也是保证培训质量的重要环节之一,必须加以规范并认真落实。根据浙江省卫计委《浙江省住院医师规范化培训实施办法(试行)》、《浙江省住院医师规范化培训管理实施细则(试行)》和《杭州市第一人民医院住院医师规范化培训管理办法》及科室实际,特制定本规定。

住院医师规范化培训基地联合体各住培医师单位学员在轮转期间均按《住院医师规范化培训大纲》各专科细则进行培训,轮转科室的时间安排按照所在基地制订的轮转计划执行。培训内容与要求:①培训目的与基本要求:内容详见《住院医师规范化培训内容与标准(试行)》。②基本技能要求:施行全身麻醉、椎管内麻醉、神经阻滞麻醉、监护下麻醉管理。麻醉专业住培医师要求详见《住院医师规范化培训内容与标准(试行)》,非麻醉专业住培医师要求掌握气管插管、腰穿,熟悉深静脉穿刺置管、桡动脉穿刺置管,了解双腔支气管插管、自体血回输。③麻醉专业住培医师要求施行的各亚专业麻醉种类及例数要求详见《住院医师规范化培训内容与标准(试行)》。

一、出科考核的组织与实施

出科考核实行基地主任负责制，由专业基地考核小组负责实施。考核小组包括考核小组组长（1名，至少副主任医师职称及以上）和成员（2名，至少主治医师职称及以上）。

二、考核对象及考核时间设置

住培医师轮转出科室之前，必须进行出科考核。非麻醉专业住培医师在出科前一周，须向带教老师提出“出科考核申请”，麻醉专业住培医师在出科前半个月，须向带教老师提出“出科考核申请”，轮转超过6个月未出科的，须组织阶段考核。

三、考核标准

参照国家《住院医师规范化培训内容与标准（试行）》总则和《住院医师规范化培训内容与标准（试行）》细则。

四、考核流程及内容

1. 出科考核要求

每个月中下旬科教科提供当月出科考核住培医师名单；在出科前，住培医师向带教老师提出“出科考核申请”，由住培医师在“浙江省住院医师规范化培训信息管理系统”中如实填报在本科室培训期间病例、病种、技能操作完成情况，经带教老师审核通过后同意其出科申请。如果住院医师在科室轮转期间，该掌握的病例病种及操作不达标的，带教老师需要在住培医师出科前剩余的时间及时安排其学习尚未掌握的病例病种及操作。

2. 考　核

（1）日常表现：占20分，由带教老师完成打分，教学秘书、科主任分别签字。

（2）日常考核：占20分，读书报告（文献综述）由导师批阅，其余由带教老师根据考核表评分。

（3）出科考试：分为操作考试和理论考试，由科室教学秘书负责组织，专业基地出科考核小组参与考核。操作考试：时间为住培医师在麻醉科学习的最后一周的最后1～2天，由教学秘书组织操作考试，内容包括气管插管和腰穿，由3位老师进行打分，考卷一式2份，1份交科教科，1份科室内存档；理论考试也在同期进行。

（4）参加基地考核：住培医师需按时参加由规培基地组织的年度考核、中期考核、结业考核等，具体时间由住院医师规培基地统一安排。

五、评　教

由住院医师对带教医师、本科室进行评教打分，并及时反馈给科教科。科教科会在汇总后不定期将评分结果进行公布。

六、备　注

1. 出科考核成绩被纳入住院医师个人培训档案中。

2. 根据《住院医师规范化培训优秀住培医师评选及奖励办法》，出科考核成绩占相应权重。

3. 出科考核不合格者，参加补考一次，仍不合格者，科教科将记录在案，该住培医师重新进行相应学科的轮转，并取消当年度优秀学员的评选资格。

附录2　疼痛诊疗规范相关文书

2.1 住院病案首页(范例)

医疗付款方式□□　　　　第□次住院　　　　病案号

<table>
<tr><td colspan="7">姓名　　　　性别□1. 男　2. 女　　出生日期　　年　月　日
年龄　　　　婚姻□1. 未;2. 已;3. 离;4. 丧
职业　　　出生地　　省(市)　县　工作　民族　国籍　身份证号
单位及地址　　　　　　　电话　　　　　　邮政编码
户口地址　　　　　　　　电话　　　　　　邮政编码
联系人姓名　　　　关系　　　　地址　　　　　电话
入院日期　　年　月　日　时　　入院科别　病室　　转科　　科别
出院日期　　年　月　日　时　　出院科别　病室　　实际住院　　天
门(急)诊诊断　　　　　　　　入院时情况　1. 危;2. 急;3. 一般
入院诊断　　　　　　　　　　入院后确诊日期:　　年　月　日</td></tr>
<tr><td rowspan="2">出院诊断</td><td colspan="6">出院情况</td></tr>
<tr><td>治愈</td><td>好转</td><td>未愈</td><td>死亡</td><td>其他</td><td>CD-10</td></tr>
<tr><td>主要诊断</td><td></td><td></td><td></td><td></td><td></td><td></td></tr>
<tr><td>其他诊断</td><td></td><td></td><td></td><td></td><td></td><td></td></tr>
<tr><td>医院感染名称</td><td></td><td></td><td></td><td></td><td></td><td></td></tr>
<tr><td></td><td></td><td></td><td></td><td></td><td></td><td></td></tr>
<tr><td></td><td></td><td></td><td></td><td></td><td></td><td></td></tr>
<tr><td></td><td></td><td></td><td></td><td></td><td></td><td></td></tr>
<tr><td colspan="7">病理诊断　　　　　病理切片号　　　　　　影像检查号</td></tr>
<tr><td colspan="7">损伤的外部因素</td></tr>
<tr><td colspan="7">药物/食物过敏　HbsAg □HCV-Ab □HIV-Ab □　　0 未做1 阴性 2 阳性</td></tr>
</table>

续表

<table>
<tr><td colspan="9">诊断符合情况　门诊与出院□　入院与出院□　术前与术后□　临床与病理□</td></tr>
<tr><td colspan="9">放射与病理□　0未做1符合2不符合3不肯定　抢救　次　成功　次</td></tr>
<tr><td colspan="9">科主任　　主(副主)任医师　　主治医师　　住院医师</td></tr>
<tr><td colspan="9">进修医师　　研究生　　实习医师　　实习医师编码员</td></tr>
<tr><td colspan="9">病案质量□　1甲2乙3丙
质控医师　　质控护士　　日期　　年　月　日</td></tr>
<tr><td rowspan="2">手术、操作编码</td><td rowspan="2">手术、操作日期</td><td rowspan="2">手术、操作名称</td><td colspan="3">手术、操作医师</td><td rowspan="2">麻醉方式</td><td rowspan="2">麻醉医师</td></tr>
<tr><td>术者</td><td>Ⅰ助</td><td>Ⅱ助</td></tr>
<tr><td></td><td></td><td></td><td></td><td></td><td></td><td></td><td></td></tr>
<tr><td></td><td></td><td></td><td></td><td></td><td></td><td></td><td></td></tr>
<tr><td></td><td></td><td></td><td></td><td></td><td></td><td></td><td></td></tr>
<tr><td></td><td></td><td></td><td></td><td></td><td></td><td></td><td></td></tr>
</table>

注:医疗付款方式:1.社会基本医疗保险(补充保险、特大病保险);2.商业保险;3.自费医疗;4.农村合作医疗;5.城镇职工医疗保险;6.城镇居民医疗保险;7.大病统筹;8.其他。住院费用总计:凡可由计算机提供住院费用清单的,住院首页中可不填。

2.2 住院患者告知书(范例)

尊敬的病友及家属:

感谢您对本院的信任,为了让您尽快地得到有效的治疗和护理,早日康复出院,请您仔细阅读以下内容。

您住在　　病区　　号床。您所住病区的主任是　　,主管医师是　　,护士长是　　,负责护士是　　,您有什么身体上的不适和生活上的要求,请随时向您的主管医师和负责护士反映,我们会尽力帮您解决。

一、环境及制度介绍

1. 为了您的安全得到保障和治疗护理措施的落实,请自觉遵守病房管理和作息时间,住院期间请勿外出、外宿。特殊情况需请假外出者,签署《住院病人要求外出申请书》并征得主管医师和护士长的同意,擅自外出所产生的各种不良后果均由患者及家属承担责任。

2. 为保证环境安静、整洁、安全,请您保持床单整洁,一般情况下不留家属及陪护,特殊情况下自带陪护需征得护士长同意并登案记录。访视人员不得睡在病床上,请勿互串病房。请在指定地点晾挂毛巾和衣服。请正确使用和爱护病房内的设施,如有损坏,须照价赔偿。

3. 未经医院办公室批准,谢绝任何人在病房拍照或录像。

4. 亲友探访时间:每天16:00—20:00。

5. 请不要在病房内使用电炉、电热杯、电暖器、酒精炉及其他易燃、易爆物品;氧气及煤气管道10米范围内禁止明火;严禁高空掷物,请乘电梯时注意安全;谨防滑倒、烫伤等;禁止攀爬窗户和阳台，后果自负。

6. 请您尊重医护人员的劳动、人格权、人身权，维持医院环境及医院正常就医秩序。如果您对医务人员提供的服务不满意，您可向有关医务人员或科室负责人反映，如仍不能满意，可向医院投诉接待部门反映，我们将根据有关管理规定妥善解决。

二、患者知情权及隐私权

1. 您享有医疗救治、预防保健服务的权利。

2. 您享有知情同意权、隐私权、选择权，可向病区医护人员了解有关您的病情、诊断、治疗、护理等情况。

3. 如果您对医疗费用有疑问，请及时与病区医护人员联系。

4. 医院严禁医护人员收受红包、礼品。您对我们工作的理解和支持，就是对我们最好的鼓励。

三、注意事项

1. 请配合治疗(包括饮食、生活、康复指导)。

2. 请妥善保管好您的贵重物品和现金，不要随便委托他人看管，以免丢失。

3. 为了保证诊治安全，请您不要自行邀请和接受医院外的医师诊治，不要擅自使用外购的药品。

4. 当医师通知您即日出院，请您第二天上午到“住院结算中心”办理结账手续(请带上所有的交费收据)。办理好结账手续后，清点好自己的物品，到护士工作站办理相关出院手续。

5. 投诉电话：医疗投诉(医务科：×××××)，护理投诉(护理部：×××××)，医德医风及医疗费用投诉：(监察室：×××××)。

6. 病室联系电话：××××××××××。

谢谢您的信任、理解、支持与配合,祝您早日康复!

如果您已知晓以上告知内容,请您签名

联系人及电话,与患者的关系:

告知人职务:

告知时间:　　　　　　　　　　　　　　年　月　日　时　分

2.3 入院医患谈话记录(范例)

住院号:

姓名　　　　性别　　年龄　　科别　　病室　　床号

欢迎您来本院住院。为了使您早日康复,需要您配合我们的诊疗工作。现将有关情况向您告知。

1. 您入院时的初步诊断(或可疑诊断):

2. 常态下您须做哪些特殊检查:

3. 常态下拟对您选择的治疗方案:

在对您实施诊疗的过程中,可能出现未能预料的情况变化,我院将适时调整诊治方案。

患者或法定代理人签名:　　　　　　　　医师签名

与患者本人关系:　　　　　　　　　　　谈话地点

年　月　日　时　分

2.4 授权委托书(范例)

住院号:

姓名　　　　性别　　　年龄　　　科别　　　病室　　　床号

委托人(患者本人)　　　　　　　性别　　　年龄

有效证件号码　　　　　　　　　住址

受托人　　　　性别　　　年龄　　　联系电话

有效证件号　　　　　　　住址

与患者关系:□配偶□子女□父母□其他近亲属□其他

本人于　　　年　　月　　日因病住院。本人在住院期间,有关病情的告知以及在诊断治疗过程中需要签署的一切知情同意书,郑重委托　　　　作为我的代理人,代为行使住院期间的知情同意权利,并履行相应的签字手续,全权代表本人签字,被委托人的签字视同本人的签字。

受委托人签署同意书后所产生的后果,由患者本人承担。

患者签名(或手印):　　　　　　　　　　年　　月　　日　　时　　分

受托人签名(或手印):　　　　　　　　　年　　月　　日　　时　　分

医师签名:

谈话地点:　　　　　　　　　　　　　　年　　月　　日　　时　　分

2.5 疼痛诊疗手术知情同意书(范例)

住院号:

姓名　　　　性别　　年龄　　科别　　病室　　床号

一、术前诊断

二、拟施行手术及麻醉:

需要在麻醉下进行手术:

三、施行该手术存在的风险及可能发生的意外和并发症

1. 此手术可能发生的风险、并发症和意外如下。

(1)

(2)

(3)

(4)

(5)

2. 手术麻醉存在的风险(详见2.11麻醉知情同意书)。

3. 任何所用药物都可能产生不良反应,包括轻度恶心、皮疹等症状,严重的过敏性休克,甚至危及生命。

4. 对于患有高血压、心脏病、糖尿病、肝肾功能不全、静脉血栓等疾病,或者有吸烟、酗酒史的患者,以上这些风险可能会加大,或者在术中或术后出现相关的病情加重或心脑血管意外,甚至死亡。

5. 如患者术后不遵医嘱或不配合治疗,可能影响手术效果。

6. 其他难以预料的危及患者生命或致残的意外情况。

我们对以上各项均已了解清楚,同意接受手术治疗,愿意承担因此而带来的各种风险。并同意:

（1）手术中发现的情况可能与术前估计有差异，在手术操作中医师可以根据患者的病情征得法定代理人签字同意后，对预定的操作做出调整。

（2）授权医师对手术操作获得的组织或者标本进行处置，包括病理学检查、细胞学检查和医疗废物处理等。

患者或法定代理人签名：　　　　　　　　医师签名：

与患者本人关系：　　　　　　　　　　上级医生签名：

谈话地点：

年　月　日　时　分

注：疼痛治疗术中涉及的体内植入物，术前应将所用材料、价格、产地以及其他选择等向患者告知，并签署《使用医用内置耗材知情同意书》。

2.6 病危告知书（范例）

住院号：

姓名　　　性别　　年龄　　科别　　病室　　床号

临床诊断：

虽经医护人员积极救治，但目前患者病情危重，并且病情有可能进一步恶化，随时会出现以下一种或多种危及患者生命的并发症。

1. 肺性脑病、严重心律失常、心功能衰竭、心肌梗死、高血压危象。

2. 上消化道出血导致出血性休克、脑出血、脑梗死、脑疝。

3. 感染中毒性休克、过敏性休克、心源性休克。

4. 弥散性血管内凝血。

5. 多器官功能衰竭。

6. 糖尿病酮症酸中毒、低血糖性昏迷、高渗性昏迷。

7. 其他。

上述情况一旦发生会严重威胁患者生命，医护人员将会全力抢救，包括采取气管切开、呼吸机辅助呼吸、电除颤、心脏按摩、安装临时起搏器等措施。

根据我国法律规定，为抢救患者，医师可以在不征得您同意的情况下依据救治工作的需要对患者先采取抢救措施，并使用应急救治所必需的仪器设备和治疗手段，然后履行告知义务，请您予以理解并积极配合医院的抢救治疗。

患者或法定代理人签名：　　　　　　　　　医师签名

与患者本人关系：　　　　　　　　　　　　谈话地点：

联系人电话：

年　月　日　时　分

2.7 肿瘤化学药物治疗知情同意书(范例)

住院号：

姓名　　　性别　　年龄　　科别　　病室　　床号

临床诊断：

治疗需要采用的化学药物：

化学药物治疗期间可发生的一些风险，具体的化学药物治疗方案根据不同患者的情况有所不同。

1. 任何化学药物治疗都存在风险，化疗期间及化疗后可能出现以下某些方面的并发症及后遗症。

（1）消化道反应：恶心、呕吐、腹泻、便秘和黏膜炎症、溃疡、出血。

（2）骨髓毒性：白细胞和血小板计数减少致全身感染、出血等。

（3）心、肺、肾功能损害，心律失常、心衰，肺纤维化，膀胱炎、血尿、无尿等。

（4）血管、神经损害：静脉炎、周围神经炎、听力障碍、精神症状等。

（5）皮肤色素沉着、脱发。

（6）血栓栓塞。

（7）其他。

2. 在化学药物治疗期间，医师可以根据患者的病情对化学药物治疗实施方案做出调整，经患者本人或法定代理人签字同意后实施。

对于上述可能出现的并发症或意外情况我表示理解，同意接受该项治疗，并愿意承担因此而带来的各种风险。

患者或法定代理人签名：　　　　　　　医师签名：

与患者本人关系：　　　　　　　　　　谈话地点：

年　月　日　时　分

2.8 麻醉药品、第一类精神药品使用知情同意书（范例）

姓名　　性别　年龄　科室　病区　床号　住院号

《麻醉药品和精神药品管理条例》于2005年11月1日实施。为了提高疼痛及相关疾病患者的生存质量，方便患者领用麻醉药品和第一类精神药品(以下简称麻醉和精神药品),防止药品流失,在首次建立门诊病历前,请您认真阅读以下内容。

一、 患者所拥有的权利

1. 有在医师、药师指导下获得药品的权利。

2. 有从医师、药师、护师处获得麻醉和精神药品正确、安全、有效使用和保存常识的权利。

3. 有委托亲属或者监护人代领麻醉药品的权利。

4. 有当权利受侵害时向有关部门投诉的权利。

受理投诉卫生行政主管部门:××××× 电话:×××××

二、患者及其亲属或者法定代理人、监护人的义务

1. 遵守相关法律、法规及有关规定。

2. 如实说明病情及是否有药物依赖或药物滥用史。

3. 患者不再使用麻醉和精神药品时,立即停止取药并将剩余的药品无偿交回建立门诊病历的医院。

4. 不向他人转让或者贩卖麻醉和精神药品。

三、重要提示

1. 麻醉和精神药品仅供患者因疾病需要时使用,其他一切用作他用或者非法持有的行为,都可能导致您触犯刑律或其他法律规定,要承担相应法律责任。

2. 违反有关规定时,患者或者代办人均要承担相应法律责任。

以上内容本人已经详细阅读,同意在享有上述权利的同时,履行相应的义务。

患者或法定代理人签名: 医师签名:

与患者本人关系: 谈话地点:

年 月 日 时 分

2.9 术前讨论记录(范例)

姓名　　　性别　年龄　科室　病区　床号　住院号

术前诊断及诊断依据:

手术适应证:

术前主要检查结果:

手术禁忌证:

术前准备:

麻醉方式:　　　　　手术方式:

术中可能发生的问题及预防措施:

手术者:　　第一助手:　　第二助手:　　其他助手:

术后并发症及预防措施:

主持人小结意见:

主持人姓名及专业技术职务:

参加人姓名及专业技术职务:

其他:

2.10 疼痛治疗手术高值耗材使用知情同意书(范例)

姓名　　　性别　年龄　科室　病区　床号　住院号

术前诊断:

拟行疼痛治疗手术名称:

患者或授权委托人:

根据患者的病情,医生建议患者使用高值耗材进行治疗。根据我国有关法律、法规、医疗行政管理制度,医生应在使用高值耗材前向患者或其授权委托人详细说明病情状况、高值耗材的使用情况，请您详细阅读以下告知内容，在认真考虑后签署您的最终意见。

治疗中需要使用的高值耗材：

名称　　规格型号　　厂家、品牌　　单价　　数量

告知医生签名：

日期：　　年　月　日　时　分

知情同意声明：

医生就我病情需要使用的高值耗材的种类、厂家、单价和数量已进行了告知，我也就我关心的问题向医生进行了详细询问并得到了满意的答复。我知道我有权选择、拒绝或放弃使用高值耗材，并不会因此遭受不公平的对待。

经过认真考虑，我(同意或拒绝)使用上述高值耗材治疗。

患者(代理人)签名：

患者近亲属签名：　　　　　　　　与患者的关系：

年　月　日　时　分

2.11 麻醉知情同意书(范例)

姓名　　　性别　年龄　科室　病区　床号　住院号

一、术前诊断：

二、拟施手术：

三、拟施麻醉：

医师术前检查患者后，拟选择本麻醉方法以及麻醉有关的处理措施，现将实施本麻醉及手术存在的危险性、可能发生的并发

症和意外情况。

1. 麻醉药和其他治疗用药以及输液、输血可引起过敏、中毒以及其他药物相关的并发症。

2. 椎管内麻醉可引起局部组织、神经、脊髓损伤；全脊髓麻醉；麻醉后头晕、头痛、腰痛等。

3. 神经阻滞麻醉可引起局部组织和神经损伤、血肿、局部感染等。

4. 全身麻醉可引起呼吸抑制、呼吸道梗阻、麻醉后苏醒延迟、肺部感染等。

5. 气管内插管可引起局部组织损伤、声音嘶哑、牙齿脱落、呼吸道损伤和感染等。

6. 麻醉期间可发生恶心、呕吐、误吸、窒息。

7. 侵入性监测，如动脉穿刺、中心静脉穿刺、腰穿等，可引起局部组织损伤、出血、血肿、感染、栓塞、血气胸等。

8. 麻醉手术过程中，可因创伤、失血，以及麻醉手术措施引起休克、器官功能障碍等，并可使原有合并存在的疾病恶化，如引起高血压脑病、脑卒中、严重心律失常、心肌梗死等。

9. 按计划实施的麻醉可能失效，或因病情变化需改用其他麻醉方法。

10. 要求术后镇痛者，术后镇痛可能出现镇痛相关的并发症。

11. 麻醉手术中可能用到自费药物。

12. 其他。

以上各项并发症或意外均可能引起患者的器官功能障碍，严重时可致患者瘫痪、昏迷，甚至死亡。

我们对以上各项均已了解清楚，同意接受麻醉手术，并愿意承担因此带来的各种风险。

患者或法定代理人签名:　　　　　　　　　　医师签名:

与患者本人关系:　　　　　　　　　　　　　谈话地点:

年　月　日　时　分

2.12 输血及血液制品治疗同意书(范例)

住院号:　　　受血者姓名　　　性别　年龄　科别　病室

患者基本情况:

诊断:

血型:

输血史:　　　　　　　　　　妊娠史:

输血前检查:

□ALT □U/L □抗-HCV □抗 HIV

□HBsAg □HBsAb□HBeAg

□HBeAb □HBcAb □梅毒

拟实施的输血方案:

□输异体血　　　　　　　　□输自体血

□输异体＋自体血　　　　　□其他:

输血及血液制品治疗包括输全血、成分血及白蛋白、丙种球蛋白、抗乙肝病毒高效价免疫球蛋白等,是临床治疗的重要措施之一,是抢救急危重患者生命行之有效的手段。

国家卫生计生委规定,输血前需做HBsAg、抗-HCV、抗HIV、梅毒检测,但输血仍存在一定的风险,可能发生输血反应及感染经血传播性疾病。虽然我院使用的血液,均已按国家卫生计生委有关规定进行了检测，但由于当前科技水平的限制，输血仍可能发生某些不能预测或不能防止的输血反应和输血传染病。可能发生的主要情况如下。

1. 过敏反应。
2. 发热反应。
3. 感染肝炎(乙肝、丙肝等)。
4. 感染艾滋病、梅毒。
5. 感染疟疾。
6. 巨细胞病毒或EB病毒感染。
7. 输血引起的其他疾病。
8. 发生其他难以预料的，危及患者生命等意外情况。

对于上述可能出现的并发症或意外情况我表示理解，同意接受输血及血液制品治疗，并愿意承担因此而带来的各种风险。

患者或法定代理人签名： 医师签名：

与患者本人关系： 上级医生签名：

谈话地点：

年 月 日 时 分

2.13 疼痛治疗手术安全核查记录单(范例)

麻醉实施前	手术实施前	患者离开手术室前
患者姓名、性别、年龄确认:是□否□	患者姓名、性别、年龄确认:是□否□	患者姓名、性别、年龄确认:是□否□
手术方式确认:是□否□	手术前诊断确认:是□否□	实际手术方式确认:是□否□
手术部位与标识确认:是□否□	手术方式确认:是□否□	手术方式确认:是□否□
手术知情同意:是□否□	手术部位与标识确认:是□否□	手术用物清点正确:是□否□
麻醉知情同意:是□否□	手术风险提示:是□否□	手术标本确认:是□否□
麻醉方式确认:是□否□	手术要点确认:是□否□	皮肤是否有其他损伤:是□否□
麻醉风险提示:是□否□	手术前准备完善确认:是□否□	留置导管:是□否□
麻醉设备安全检查完成:是□否□	手术重点和难点确认:是□否□	中心静脉导管:有□无□
皮肤是否完整:是□否□	麻醉要点确认:是□否□	外周静脉导管:有□无□
术野皮肤准备正确:是□否□	麻醉准备完善确认:是□否□	动脉导管:有□无□
静脉通道建立完成:是□否□	麻醉重点和难点确认:是□否□	气管导管:有□无□
患者是否有过敏史:是□否□	其他:是□否□	胃管:有□无□
手术用物确认:	手术所需物件准备确认:是□否□	其他:是□否□
患者去向:		
抗菌药物皮试结果:是□否□	物品灭菌合格确认:是□否□	复苏室□病房□

续表

<table>
<tr><td>仪器设备确认:
是□否□</td><td>ICU是□否□</td><td>血型:有□无□</td></tr>
<tr><td>手术用药准备确认:
是□否□</td><td>急诊观察室□离院□</td><td>备血:有□无□</td></tr>
<tr><td>其他:</td><td colspan="2">其他:</td></tr>
<tr><td colspan="3">假体□/体内植入物□/是否需要相关影像资料:是□否□</td></tr>
<tr><td colspan="3">影像学资料:有□无□</td></tr>
<tr><td>其他:</td><td colspan="2">其他:</td></tr>
<tr><td>麻醉医师签名:</td><td>手术医师签名:</td><td>巡回护士签名:</td></tr>
<tr><td>手术医师签名:</td><td>麻醉医师签名:</td><td>手术医师签名:</td></tr>
<tr><td>巡回护士签名:</td><td>巡回护士签名:</td><td>麻醉医师签名:</td></tr>
<tr><td>已实施麻醉:</td><td></td><td></td></tr>
<tr><td>已实施手术:</td><td></td><td></td></tr>
<tr><td>手术后诊断:</td><td></td><td></td></tr>
<tr><td colspan="3">巡回护士签名:</td></tr>
<tr><td colspan="3">年　月　日　时　分</td></tr>
<tr><td colspan="3">特殊耗材条码粘贴处:</td></tr>
<tr><td colspan="3"></td></tr>
</table>

附录3　住院医师规范化培训相关文件

3.1 关于建立住院医师规范化培训制度的指导意见

国卫科教发〔2013〕56号

各省、自治区、直辖市卫生厅局（卫生计生委）、编办、发展改革委、教育厅（教委）、财政厅（局）、人力资源社会保障厅（局）、中医药管理局，新疆生产建设兵团卫生局、编办、发展改革委、教育局、财务局、人力资源社会保障局：

住院医师规范化培训是培养合格临床医师的必经途径，是加强卫生人才队伍建设、提高医疗卫生工作质量和水平的治本之策，是深化医药卫生体制改革和医学教育改革的重大举措。为贯彻《中共中央国务院关于深化医药卫生体制改革的意见》（中发〔2009〕6号）和《国家中长期人才发展规划纲要（2010—2020年）》精神，培养和建设一支适应人民群众健康保障需要的临床医师队伍，现就建立住院医师规范化培训制度提出如下意见，请结合本地实际认真执行。

一、指导思想、基本原则和工作进程

（一）指导思想。深入贯彻落实科学发展观，实施“科教兴国、人才强国”战略，紧密结合我国经济社会发展要求，按照深化医药卫生体制改革的总体部署，立足基本国情，借鉴国际经验，遵循医学教育和医学人才成长规律，从制度建设入手，完善政策，健全体系，严格管理，建立、健全住院医师规范化培训制度，全面提高我国医师队伍的综合素质和专业水平。

（二）基本原则。坚持政府主导、部门协同、行业牵头、多方参与，建立健全住院医师规范化培训工作机制。坚持统筹规划、需求导向、稳妥推进、逐步完善，积极开展住院医师规范化培训工作。坚持统一标准、突出实践、规范管理、注重实效，切实提高医师队伍的执业素质和实际诊疗能力。

（三）工作进程。到2015年，各省（区、市）全面启动住院医师规范化培训工作；到2020年，基本建立住院医师规范化培训制度，所有新进医疗岗位的本科及以上学历临床医师均接受住院医师规范化培训。

二、逐步建立健全住院医师规范化培训制度

（四）制度内涵。住院医师规范化培训是指医学专业毕业生在完成医学院校教育之后，以住院医师的身份在认定的培训基地接受以提高临床能力为主的系统性、规范化培训。住院医师规范化培训制度是对招收对象、培训模式、培训招收、培训基地、培训内容和考核认证等方面的政策性安排。

（五）招收对象。拟从事临床医疗工作的高等院校医学类专业（指临床医学类、口腔医学类、中医学类和中西医结合类，下同）本科及以上学历毕业生，或已从事临床医疗工作并取得执业医师资格证书，需要接受培训的人员。

（六）培训模式。“5＋3”是住院医师规范化培训的主要模式，即完成5年医学类专业本科教育的毕业生，在培训基地接受3年住院医师规范化培训。

（七）培训招收。卫生计生行政部门会同有关部门制订中长期规划和年度培训计划。培训基地依据核定规模，按照公开公平、双向选择、择优录取的原则，主要通过招收考试形式，招收符合条件的医疗卫生单位委派人员和社会人员参加培训。根据医疗保健工作需求，适当加大全科以及儿科、精神科等紧缺专业的招收规模。

（八）培训基地。培训基地是承担住院医师规范化培训的医疗卫生机构，依据培训需求和基地标准进行认定，实行动态管理，原则上设在三级甲等医院，并结合当地医疗资源实际情况，将符合条件的其他三级医院和二级甲等医院作为补充，合理规划布局。区域内培训基地可协同协作，共同承担有关培训工作。全科医生规范化培训基地除临床基地外，还应当包括基层医疗卫生机构和专业公共卫生机构。

（九）培训内容。包括医德医风、政策法规、临床实践技能、专业理论知识、人际沟通交流等内容，重点提高临床诊疗能力。

（十）考核认证。包括过程考核和结业考核。合格者颁发统一制式的“住院医师规范化培训合格证书”。

三、完善保障措施

（十一）编制保障。机构编制部门在制订医疗卫生机构编制标准时，将有关机构承担的住院医师规范化培训任务作为核定编制时统筹考虑的因素。

（十二）人员管理与待遇。

培训对象是培训基地住院医师队伍的一部分，应遵守培训基地的有关管理规定，并依照规定享受相关待遇。

单位委派的培训对象，培训期间原人事（劳动）、工资关系不变，委派单位、培训基地和培训对象三方签订委托培训协议，委派单位发放的工资低于培训基地同等条件住院医师工资水平的部分由培训基地负责发放。面向社会招收的培训对象与培训基地签订培训协议，其培训期间的生活补助由培训基地负责发放，标准参照培训基地同等条件住院医师工资水平确定。具有研究生身份的培训对象执行国家研究生教育有关规定，培训基地可根据培训考核情况向其发放适当生活补贴。

临床医学专科学历毕业生参加2年毕业后培训(3+2)，培训期间的有关人员管理和待遇参照上述原则并结合当地实际执行，培训内容及标准等另行制订。

（十三）经费保障。建立政府投入、基地自筹、社会支持的多元投入机制。政府对按规划建设设置的培训基地基础设施建设、设备购置、教学实践活动以及面向社会招收和单位委派培训对象给予必要补助，中央财政通过专项转移支付予以适当支持。各地要充分利用已支持建设的全科医生规范化培养基地的条件，在住院医师规范化培训中发挥应有的作用。

四、密切相关政策衔接

（十四）学位衔接。探索住院医师规范化培训与医学硕士专业学位(指临床、口腔、中医，下同)研究生教育有机衔接的办法，逐步统一住院医师规范化培训和医学硕士专业学位研究生培养的内容和方式。取得“住院医师规范化培训合格证书”并符合国家学位要求的临床医师，可授予医学硕士专业学位；符合住院医师规范化培训管理要求，按照住院医师规范化培训标准内容进行培训并考核合格的医学硕士专业学位研究生，可取得“住院医师规范化培训合格证书”。

（十五）执业注册。规范化培训前已取得“执业医师资格证书”的培训对象，应当将培训基地注册为执业地点，可不限执业范围。培训期间尚未取得“执业医师资格证书”的，可在具有执业资格的带教师资指导下进行临床诊疗工作。培训期间，可依照《执业医师法》相关规定参加国家医师资格考试，取得执业医师资格后，医师执业证书应当注明类别，可不限执业范围，但应当按照有关规定填写相应规范化培训信息。培训结束后，根据实际情况确定执业范围和地点，依法办理相应执业注册变更手续。

（十六）政策引导。在全面启动住院医师规范化培训的省（区、市），将取得“住院医师规范化培训合格证书”作为临床医学专业中级技术岗位聘用的条件之一。住院医师规范化培训合格者到基层医疗卫生机构工作，可提前1年参加全国卫生专业技术中级资格考试，同等条件优先聘用。培训对象到基层实践锻炼的培训时间，可计入本人晋升中、高级职称前到基层卫生单位累计服务年限。申请个体行医，在符合规定条件的前提下，卫生计生行政部门应当予以优先，并逐步将参加住院医师规范化培训合格作为必备条件。

（十七）建立培训供需匹配机制。加强部门协同，逐步建立临床医学专业毕业生数量、住院医师规范化培训基地培训容量与临床医师岗位需求量相匹配的机制。

五、强化组织领导

（十八）抓好组织落实。各省（区、市）要按照本指导意见，制订适合本地区情况的具体实施方案。卫生计生、编制、发展改革、教育、财政、人力资源社会保障、中医药等部门要健全工作协调机制，制订政策，发布相关实施细则，并及时研究解决贯彻实施中的有关问题，不断探索完善相关政策措施，推动本地区住院医师规范化培训工作扎实稳妥有效推进。

（十九）促进各地均衡发展。发达地区要积极支持欠发达地区开展住院医师规范化培训工作，在师资队伍建设、基地建设、培训名额等方面给予帮扶。年度招收计划要有一定比例的培训名额用于支持欠发达地区。

（二十）发挥有关行业组织作用。加强行业协会、专业学会及相关机构能力建设，在制订培训标准、开展考核认证等方面充分发挥行业组织的优势与作用。

（二十一）做好舆论宣传。通过多种形式加强宣传，增强全社会对住院医师规范化培训必要性及重要性的认识，为全面建立住院医师规范化培训制度营造良好氛围。

国家卫生计生委中央编办

国家发展改革委

教育部

财政部

人力资源社会保障部

国家中医药管理局

3.2 住院医师规范化培训管理办法(试行)

第一章　总　则

第一条　为贯彻《关于建立住院医师规范化培训制度的指导意见》，规范住院医师规范化培训实施工作，培养一支高素质的临床医师队伍，制定本办法。

第二条　住院医师规范化培训是毕业后医学教育的重要组成部分，目的是为各级医疗机构培养具有良好的职业道德、扎实的医学理论知识和临床技能，能独立、规范地承担本专业常见多发疾病诊疗工作的临床医师。

第三条　住院医师规范化培训对象。

（一）拟从事临床医疗工作的高等院校医学类相应专业（指临床医学类、口腔医学类、中医学类和中西医结合类，下同）本科及以上学历毕业生。

（二）已从事临床医疗工作并获得执业医师资格，需要接受培训的人员。

（三）其他需要接受培训的人员。

第二章　组织管理

第四条　卫生计生行政部门（含中医药管理部门，下同）对住院医师规范化培训实行全行业管理、分级负责，充分发挥相关行业协会、专业学会和有关单位的优势和作用。

第五条　国务院卫生计生行政部门负责全国住院医师规范化培训的统筹管理，健全协调机制，制订培训政策，编制培训规划，指导监督各地培训工作。

第六条　国务院卫生计生行政部门根据需要组建专家委员会或指定有关行业组织、单位负责全国住院医师规范化培训的具体业务技术建设和日常管理工作，其职责如下。

（一）研究提出培训专业设置建议。

（二）研究提出培训内容与标准、培训基地认定标准和管理办法的方案建议。

（三）对培训基地和专业基地建设、认定和管理工作进行检查指导。

（四）建立住院医师规范化培训招收匹配机制，对培训招收工作进行区域间统筹协调。

（五）对培训实施情况进行指导监督，对培训效果进行评价。

（六）制定考核标准和要求，检查指导考核工作。

（七）承担国务院卫生计生行政部门委托的其他相关工作。

第七条 省级卫生计生行政部门负责本地住院医师规范化培训的组织实施和管理监督。按照国家政策规定，制订本地实施方案和措施，编制落实培训规划和年度培训计划；按照国家规划与标准，建设、认定和管理培训基地、专业基地，并报告国务院卫生计生行政部门予以公布；根据需要组建专家委员会或指定有关行业组织、单位负责本地住院医师规范化培训的具体业务技术建设和日常管理工作。

省级以下卫生计生行政部门根据各自职责，配合做好当地住院医师规范化培训有关工作。

第八条 培训基地接受上级卫生计生行政部门监督指导，做好具体的培训招收、实施和考核及培训对象的管理工作。

第三章 培训基地

第九条 培训基地是承担住院医师规范化培训的医疗卫生机构。国务院卫生计生行政部门根据培训需求及各地的培训能力，统筹规划各地培训基地数量。培训基地应当具备以下基本条件。

（一）为三级甲等医院。

（二）达到《住院医师规范化培训基地认定标准（试行）》要求。

（三）经所在地省级卫生计生行政部门组建的专家委员会或其指定的行业组织、单位认定合格。

根据培训内容需要，可将符合专业培训条件的其他三级医院、妇幼保健院和二级甲等医院及基层医疗卫生机构、专业公共卫生机构等作为协同单位，发挥其优势特色科室作用，形成培训基地网络。

第十条 培训基地由符合条件的专业基地组成。专业基地由本专业科室牵头，会同相关科室制订和落实本专业培训对象的具体培训计划，实施轮转培训，并对培训全过程进行严格质量管理。

第十一条 对培训基地及专业基地实行动态管理。培训基地、专业基地应当定期向所在地省级卫生计生行政部门或其指定的行业组织、单位报告培训工作情况，接受检查指导。根据工作需要，遴选建设部分示范性培训基地、专业基地，发挥引领作用。对达不到培训基地认定标准要求或培训质量难以保证的培训基地及专业基地，取消其基地资格，并视情况削减所在省(区、市)培训基地分配名额。

第十二条 培训基地必须高度重视并加强对住院医师规范化培训工作的领导，建立健全住院医师规范化培训协调领导机制，制订并落实确保培训质量的管理制度和各项具体措施，切实使住院医师规范化培训工作落到实处。培训基地主要行政负责人作为培训工作的第一责任人全面负责基地的培训工作，分管院领导具体负责住院医师规范化培训工作；教育培训管理职能部门作为协调领导机制办公室，具体负责培训工作的日常管理与监督。承担培训任务的科室实行科室主任负责制，健全组织管理机制，切实履行对培训对象的带教和管理职能。

第十三条 培训基地应当落实培训对象必要的学习、生活条件和有关人事薪酬待遇，做好对培训对象的管理工作；专业基地应当具备满足本专业和相关专业培训要求的师资队伍、诊疗规模、病种病例、病床规模、模拟教学设施等培训条件。

第十四条 培训基地应当选拔职业道德高尚、临床经验丰富、有带教能力和经验的临床医师作为带教师资，其数量应当满足培训要求。带教师资应当严格按照住院医师规范化培训内容与标准的要求实施培训工作，认真负责地指导和教育培训对象。培训基地要将带教情况作为医师绩效考核的重要指标，对带教医师给予补贴。

第十五条 培训基地应当按照国家统一制定的《住院医师规范化培训内容与标准（试行）》，结合本单位具体情况，制订科学、严谨的培训方案，建立严格的培训管理制度并规范地实施，强化全过程监管与培训效果激励，确保培训质量。

第十六条 培训基地应当依照《执业医师法》相关规定，组织符合条件的培训对象参加医师资格考试，协助其办理执业注册和变更手续。

第四章 培训招收

第十七条 探索建立国家住院医师规范化培训招收匹配机制，逐步推进区域间招收统筹协调。

第十八条 省级卫生计生行政部门会同相关部门依据本地医疗卫生工作对临床医师的培养需求和住院医师规范化培训能力，制订年度培训计划，向培训基地下达培训任务，并在培训名额分配方面向全科以及儿科、精神科等紧缺专业以及县级及以下基层医疗卫生机构倾斜。

第十九条 省级卫生计生行政部门或其指定的行业组织、单位应当及时将培训基地基本情况、招收计划、报名条件、招收程序、招收结果等信息通过网络或其他适宜形式予以公布，向申请培训人员提供信息，接受社会监督。有关情况同时报告国务院卫生计生行政部门或其指定的有关行业组织、单位。

第二十条 单位委派的培训对象由培训基地、委派单位和培训对象三方签订委托培训协议；面向社会招收的培训对象与培训基地签订培训协议。培训基地要做好培训档案资料的管理工作。申请培训人员根据省级卫生计生行政部门或其指定的行业组织、单位公布的招收信息，选择培训基地及其专业基地，填报培训志愿，并按要求提交申请材料。单位委派培训对象填报培训志愿，应当取得委派单位同意。

第二十一条 培训基地对申请培训人员的申请材料进行审核，对审核合格者组织招收考核，依照公开公平、择优录取、双向选择的原则确定培训对象。

第二十二条 培训基地要及时向当地省级卫生计生行政部门或其指定的行业组织、单位报送招收录取信息，各省（区、市）可在招收计划剩余名额内对未被录取的申请培训人员进行调剂招收，重点补充有名额空缺的全科以及儿科、精神科等紧缺专业。

第二十三条 国家统筹协调发达地区省（市）支援欠发达地区省（区、市）的住院医师规范化培训工作。各有关省级卫生计生行政部门之间应当签订对口支援协议，发达地区的培训基地及专业基地，每年应当面向欠发达地区招收一定数量的培训对象，培训招收重点向边远地区、民族地区、集中连片特殊困难地区及其地市级以下医疗卫生机构倾斜。在起步阶段，年招收数量原则上不低于发达地区培训招收数的10%，随着培训工作的推进，适当增加招收规模。招收对象培训期满后依协议回原派出地区工作。

第五章 培训实施

第二十四条 培训对象是培训基地住院医师队伍的一部分，在培训基地接受以提高职业素养及临床规范诊疗能力为主的系统性、规范化培训。

第二十五条 培训年限一般为3年。已具有医学类相应专业学位研究生学历的人员和已从事临床医疗工作的医师参加培训，由培训基地根据其临床经历和诊疗能力确定接受培训的具体时间及内容。

在规定时间内未按照要求完成培训或考核不合格者，培训时间可顺延，顺延时间一般不超过3年。顺延期间费用由个人承担。

第二十六条 住院医师规范化培训以培育岗位胜任能力为核心，依据住院医师规范化培训内容与标准分专业实施。培训内容包括医德医风、政策法规、临床实践能力、专业理论知识、人际沟通交流等，重点提高临床规范诊疗能力，适当兼顾临床教学和科研素养。

第二十七条 实行培训信息登记管理制度。国家建立住院医师规范化培训信息管理系统，逐步实现住院医师培训招收、培训实施、监测评估、培训考核等全过程的信息化管理。培训基地和培训对象应当及时、准确、详实地将培训过程和培训内容记录在住院医师规范化培训登记和考核手册并妥善保存，同时将有关信息及时录入信息管理系统，作为培训考核的重要依据。

第六章 培训考核

第二十八条 住院医师规范化培训考核包括过程考核和结业考核，以过程考核为重点。过程考核合格和通过医师资格考试是参加结业考核的必备条件。培训对象申请参加结业考核,须经培训基地初审合格并报省级卫生计生行政部门或其指定的行业组织、单位核准。

第二十九条 过程考核是对住院医师轮转培训过程的动态综合评价。过程考核一般安排在完成某专业科室轮转培训后进行,内容包括医德医风、出勤情况、临床实践能力、培训指标完成情况和参加业务学习情况等方面。过程考核由培训基地依照各专业规范化培训内容和标准,严格组织实施。

第三十条 结业考核包括理论考核和临床实践能力考核。国务院卫生计生行政部门或其指定的有关行业组织、单位制订结业考核要求,建立理论考核题库,制订临床实践能力考核标准,提供考核指导;各省级卫生计生行政部门或其指定的行业组织、单位负责组织实施结业考核,从国家建立的理论考核题库抽取年度理论考核试题,组织理论考核,安排实施临床实践能力考核。

第三十一条 对通过住院医师规范化培训结业考核的培训对象,颁发统一制式的"住院医师规范化培训合格证书"。

第七章 附 则

第三十二条 中医类别住院医师规范化培训实施办法由国家中医药管理局另行制订。

第三十三条 本办法自印发之日起施行。

第三十四条 本办法由国务院卫生计生行政部门负责解释。

附:住院医师规范化培训合格证书编号规则

1. "住院医师规范化培训合格证书"编号为16位,按照"年份代码(4位)+省(自治区、直辖市)代码(2位)+专业代码(4位)+培训基地代码(3位)+该培训基地该年度结业人员顺序号(3位)"

的顺序制定。各代码之间留半角空格。

2. 年份代码为培训对象通过住院医师规范化培训结业考核的年份。

3. 省(自治区、直辖市)代码(附表3-1)依照中华人民共和国行政区划代码的前两位编写。

4. 住院医师规范化培训专业代码统一设置为4位数,专业代码详见附表3-2、附表3-3、附表3-4。

5. 培训基地代码及该培训基地该年度结业人员顺序号由各地根据给定的代码位数规范地编写。

按照上述规则,以北京市2017年通过内科专业住培医师规范化培训结业考核的某住培医师为例,其"住院医师规范化培训合格证书"编号为2017 11 0100 001 001,共16位数字。

附表3-1 各省(区、市)行政区划的前两位代码

省(区、市)名称	代码	省(区、市)名称	代码
北京市	11	湖北省	42
天津市	12	湖南省	43
河北省	13	广东省	44
山西省	14	广西壮族自治区	45
内蒙古自治区	15	海南省	46
辽宁省	21	重庆市	50
吉林省	22	四川省	51
黑龙江省	23	贵州省	52
上海市	31	云南省	53
江苏省	32	西藏自治区	54
浙江省	33	陕西省	61
安徽省	34	甘肃省	62
福建省	35	青海省	63
江西省	36	宁夏回族自治区	64

续表

省(区、市)名称	代码	省(区、市)名称	代码
山东省	37	新疆维吾尔自治区	65
河南省	41		

附表 3–2　临床医学住院医师规范化培训专业代码

专业名称	培训专业代码	专业名称	培训专业代码
内科	0100	儿外科	1500
儿科	0200	妇产科	1600
急诊科	0300	眼科	1700
皮肤科	0400	耳鼻咽喉科	1800
精神科	0500	麻醉科	1900
神经内科	0600	临床病理科	2000
全科	0700	检验医学科	2100
康复医学科	0800	放射科	2200
外科	0900	超声医学科	2300
外科(神经外科方向)	1000	核医学科	2400
外科(胸心外科方向)	1100	放射肿瘤科	2500
外科(泌尿外科方向)	1200	医学遗传科	2600
外科(整形外科方向)	1300	预防医学科	2700
骨科	1400		

附表 3–3　口腔医学住院医师规范化培训专业代码

专业名称	培训专业代码	专业名称	培训专业代码
口腔全科	2800	口腔正畸科	3200
口腔内科	2900	口腔病理科	3300
口腔颌面外科	3000	口腔颌面影像科	3400
口腔修复科	3100		

附表3-4 中医学住院医师规范化培训专业代码

专业名称	培训专业代码
中医	3500
中医全科	3600

3.3 住院医师规范化培训基地认定标准(试行)

总 则

根据《关于建立住院医师规范化培训制度的指导意见》和《住院医师规范化培训管理办法(试行)》的有关要求,为加强住院医师规范化培训工作,制订本标准。

一、基地设置

(一)基地分类

基地分为培训基地和专业基地。培训基地是承担住院医师规范化培训的医疗卫生机构。培训基地由符合条件的专业基地组成,专业基地由符合条件的专业科室牵头,组织协调相关科室,共同完成培训任务。

(二)专业基地类别

本标准的培训专业基地类别共34个:内科、儿科、急诊科、皮肤科、精神科、神经内科、全科、康复医学科、外科、外科-神经外科、外科-胸心外科、外科-泌尿外科、外科-整形外科、骨科、儿外科、妇产科、眼科、耳鼻咽喉科、麻醉科、临床病理科、检验医学科、放射科、超声医学科、核医学科、放射肿瘤科、医学遗传科、预防医学科、口腔全科、口腔内科、口腔颌面外科、口腔修复科、口腔正畸科、口腔病理科、口腔颌面影像科。

（三）设置原则

培训基地应设在三级甲等医院。培训基地间可建立协同协作机制，共同承担培训任务。根据培训内容需要，可将符合专业培训条件的其他三级医院、妇幼保健院和二级甲等医院及基层医疗卫生机构、专业公共卫生机构等作为协同单位，形成培训基地网络。

（四）其他要求

1. 拟申报专业基地的单位必须达到《住院医师规范化培训基地认定标准（试行）》各专业基地细则规定的要求。

2. 专业基地所在医院的相关科室缺如或疾病种类、数量不符合《住院医师规范化培训基地认定标准（试行）》相应要求的，可联合符合条件的三级医院或二级甲等医院作为协同医院，协同医院数量不超过 3 家。

3. 相关专业科室不具备培训条件的专科医院，须联合区域内培训相关专业基地所在医院作为协同医院。

二、培训基地基本条件

（一）医院资质

1. 依法取得《医疗机构执业许可证》。

2. 近 3 年来未发生省级及以上卫生计生行政部门通报批评的重大医疗事件。

（二）培训设施设备

1. 培训基地的科室设置、诊疗能力和专业设备等条件能够满足《住院医师规范化培训基地认定标准（试行）》各专业基地细则规定的要求。

2. 有满足培训需要的教学设备、示范教室及临床技能模拟训练中心等教学设施。

3. 图书馆馆藏资源种类齐全,有满足培训需要的专业书刊、计算机信息检索系统与网络平台。

(三)培训制度建设

1. 住院医师规范化培训组织管理机构健全。培训基地主要行政负责人作为培训工作的第一责任人全面负责基地的培训工作,分管院领导具体负责住院医师规范化培训工作;教育培训管理职能部门作为协调领导机制办公室,具体负责培训工作的日常管理与监督;承担培训任务的科室实行科室主任责任制,健全组织管理机制,切实履行对培训对象的带教和管理职能。

2. 有3年以上住院医师规范化培训组织实施经验;有系统的培训方案、实施计划、培训人员名单及考核成绩等记录。

3. 有培训基地和专业基地动态管理评估机制,及时评价培训对象的培训效果和指导医师的带教质量;将住院医师规范化培训任务作为考核科室建设和指导医师绩效的重要指标。

(四)其他要求

1. 贯彻《关于建立住院医师规范化培训制度的指导意见》精神,落实培训对象有关待遇和培训期间有关人员的管理工作。

2. 落实《住院医师规范化培训管理办法(试行)》要求,严格培训标准、培训考核,加强医疗安全教育、监督和培训指导,创新培训方法,确保培训质量和效果。

三、专业基地基本条件

(一)师资队伍条件

1. 专业基地指导医师的中高级职称的比例应达到《住院医师规范化培训基地认定标准(试行)》各专业基地细则的要求。每名指导医师同时带教的培训对象不超过3名。

2. 指导医师由任职主治医师专业技术职务3年以上的医师担任，熟悉本专业系统的理论知识，具有丰富的临床经验、较强的指导带教能力、严谨的治学态度，熟悉住院医师规范化培训的相关规定；有良好的职业道德和医患沟通能力、团队合作能力，能以身作则，为人师表。

3. 专业基地负责人除应具备指导医师的上述条件外，还应具备相应的管理及科研能力。

（二） 科室建设条件

1. 专业基地的总床位数、年收治患者数、年门诊量和急诊量、配备的专业诊疗设备等达到《住院医师规范化培训基地认定标准（试行）》各专业基地细则要求。

2. 专业基地收治的疾病种类基本覆盖本专业常见多发疾病，诊治数量满足《住院医师规范化培训基地认定标准（试行）》各专业基地细则要求。

3. 能按照相关医疗制度要求，规范开展疑难疾病和死亡病例讨论、定期查房、转诊会诊、医疗差错防范等教学、诊疗和科研活动。

（三）其他要求

1. 牵头组织协调相关专业科室制订和落实本专业具体培训计划，做好培训全过程管理和培训考核相关工作，并配合做好其他专业培训对象的指导带教管理工作。

2. 培训管理过程落实科室主任总负责制和指导医师负责制。科室主任统筹落实入科教育、过程考核、出科考核和定期评估，并定期检查评价指导医师带教工作，确保培训质量。指导医师负责落实培训计划，将医德医风、医患沟通和职业素质等内容贯穿培训全过程，指导督促培训对象完成培训内容并如实填写《住院医师规范化培训登记手册》。

细　则

按照国家卫生和计划生育委员会《住院医师规范化培训内容与标准（试行）—麻醉科培训细则》要求和培训基地认定标准总则规定，制订本细则。

一、麻醉科专业基地基本条件

1．麻醉种类及数量

全年麻醉总量在10000例以上；麻醉恢复室2500例；疼痛门诊1000例；ICU收治患者200例。必须涵盖《住院医师规范化培训内容与标准（试行）—麻醉科培训细则》要求轮转的所有亚专业。不具备某一亚专业条件的可联合区域内符合相关亚专业条件的医院联合申报。

亚专业完成的麻醉例数要求，见附表3-5。

附表3-5　麻醉科亚专业麻醉例数要求

专业名称	年完成例数
普通外科、泌尿外科和骨科麻醉	≥5500例
眼、耳鼻喉科麻醉	≥700例
神经外科麻醉	≥600例
胸心血管麻醉	≥600例
妇产科麻醉	≥400例
口腔外科麻醉	≥500例
小儿麻醉（只含小儿普外、小儿泌外和小儿骨科）	≥600例
门诊和（或）手术室外麻醉	≥500例
其他麻醉	≥600例
总　数	≥10000例

2. 医疗设备要求

（1）每个手术室的最低配置：麻醉机，具有心电图、氧饱和度监测、无创血压监测等功能的监护仪及备有常用麻醉药品、急救药物及基本麻醉与复苏用品。

（2）麻醉科公用设备：应配有下列设备至少一台：有创血压监测设备、除颤器、血气分析仪、快速输血系统、保温及降温设备、微量注射泵、血糖仪、肌松监测仪、神经刺激器、血液回收机、纤维支气管镜及应对呼吸困难的常用设备。

（3）ICU每个病床最低配置：呼吸机1台，具备心电图、氧饱和度、温度监测、无创及有创血压监测的监护仪1台，多通道输液泵1台。ICU公用设备：除颤器、血气分析仪、快速输血系统、保温及降温设备、血糖仪、纤维支气管镜。

（4）疼痛门诊及病房最低配置：急救复苏设备、神经刺激器、激光理疗仪。

（5）麻醉科医师培训基地须有一定数量的模拟教学设备、气管插管模型、桡动脉和中心静脉穿刺模型和心肺复苏模型等。

二、麻醉科专业基地师资条件

1. 人员配备

（1）指导医师与培训对象比例应为2∶1（麻醉科的主任医师、副主任医师和主治医师均为临床指导医师）。

（2）主任医师、副主任医师、主治医师比例为1∶3∶6。

（3）本领域应有1～2个研究方向，不同研究方向的主任医师或副主任医师应为1～2名。

2. 指导医师条件

指导医师应具有医学本科及以上学历，主治医师专业技术职务3年以上,有较强的教学能力。麻醉科专业基地必须有足够的师资力量保质保量地完成麻醉科专业基地住院医师的培训工作。要有足够的主治医师及以上职称医师为本专业住培医师授课,每位授课老师的教学学时数每年不应超过40学时,才能保证教学质量。建议采用教学周老师负责制。每周开展一次病例讨论会,每次时间应在30min以上。

3. 专业基地负责人条件

(1)具有主任医师或教授专业技术职务。

(2)在麻醉科学某一亚专业有较高造诣,有一个明确的研究方向,熟练掌握一门外语。

3.4 住院医师规范化培训内容与标准(试行)

总 则

根据《关于建立住院医师规范化培训制度的指导意见》和《住院医师规范化培训管理办法(试行)》的有关规定,为加强和规范住院医师培训工作,制订本标准。

一、培训目标

住院医师规范化培训的目标是为各级医疗机构培养具有良好的职业道德、扎实的医学理论知识和临床技能,能独立、规范地承担本专业常见多发疾病诊疗工作的临床医师。主要体现在以下四个方面。

(一)职业道德

热爱祖国,热爱医学事业,遵守国家有关法律法规。弘扬人道主义的职业精神,恪守为人民健康服务的宗旨和救死扶伤的社会责任，坚持以患者为中心的服务理念，遵守医学伦理道德，尊重生命、平等仁爱、患者至上、真诚守信、精进审慎、廉洁公正。

（二）专业能力

掌握本专业及相关专业的临床医学基础理论、基本知识和基本技能，能够了解和运用循证医学的基本方法，具有疾病预防的观念和整体临床思维的能力、解决临床实际问题的能力以及自主学习和提升的能力。

（三）人际沟通与团队合作能力

能够运用语言和非语言方式进行有效的信息交流，具备良好的人际沟通能力和团队合作精神，善于协调和利用卫生系统的资源，提供合理的健康指导和医疗保健服务。

（四）教学与科研

能够参与见习或实习医生和低年资住院医师的临床带教工作，具备基本的临床研究和论文撰写能力，能够阅读本专业外文文献资料。

二、培训内容

住院医师规范化培训以培育岗位胜任能力为核心，依据住院医师规范化培训内容与标准分专业实施。培训内容包括医德医风、政策法规、临床实践能力、专业理论知识、人际沟通交流等，重点提高临床规范诊疗能力，适当兼顾临床教学和科研素养。

（一）专业理论

专业理论学习应以临床实际需求为导向，内容主要包括公共理论和临床专业理论。

1. 公共理论

公共理论包括医德医风、政策法规、相关人文知识等，重点学习相关卫生法律、法规、规章制度和标准,医学伦理学,医患沟通技巧和区域性传染病防治、突发公共卫生事件的应急处理以及预防医学、社区卫生、循证医学和临床教学、临床科研的有关基础知识。

2. 临床专业理论

主要学习本专业及相关专业的临床医学基础理论和基本知识,应融会贯通于临床实践培训的全过程。

(二)临床实践

住院医师在上级医师的指导下,学习本专业和相关专业的常见病和多发病的病因、发病机制、临床表现、诊断与鉴别诊断、处理方法和临床路径,危重病症的识别与紧急处理技能,基本药物和常用药物的合理使用,达到各专业培训标准细则的要求。

掌握临床科室常用的基本知识和技能,包括临床合理用血原则、心肺复苏技术、突发性疾病院前急救、姑息医疗、重点和区域性传染病的防治知识与正确处理流程。在培训第一年能够达到医师资格考试对临床基本知识和技能的要求。

熟练并规范书写临床病历,在轮转每个必选科室时至少手写完成2份系统病历。

三、培训年限与方式

(一)培训年限

住院医师规范化培训年限一般为3年(在校医学专业学位研究生实际培训时间应不少于33个月)。

已具有医学专业学位研究生学历的人员,和已从事临床医疗工作的医师参加培训,由培训基地及专业基地依据本培训标准,结合其临床经历和实践能力,确定接受培训的具体时间和内容。在规定时间内未按照要求完成培训任务或考核不合格者,培训时间可顺延。顺延时间最长为3年。

（二）培训方式

培训对象在认定的住院医师规范化培训基地完成培训任务。

培训基地负责住院医师的专业理论学习和临床实践培训，主要采取在本专业和相关专业科室轮转的方式进行。

公共理论主要采取集中面授、远程教学和有计划的自学等方式进行，可分散在整个培训过程中完成。

四、其　他

（一）各专业按照相应专业培训细则实施。

（二）各省（区、市）可根据本地区疾病谱适当调整相关专业培训内容，原则上不得低于相应专业培训细则的要求。

（三）中医类别住院医师规范化培训内容与标准由国家中医药管理局另行制定。

3.5 住院医师规范化培训招收实施办法（试行）

第一章　总　则

第一条　为加强住院医师规范化培训招收（以下简称培训招收）管理，规范培训招收工作，保证培训招收质量，根据《关于建立住院医师规范化培训制度的指导意见》和《住院医师规范化培训管理办法（试行）》，制定本办法。

第二条　培训招收工作以需求为导向，推动区域协同，兼顾专业均衡，遵循公开公平、双向选择、择优录取的原则。

第三条　本办法适用的培训招收对象包括单位委派的培训人员和面向社会招收的培训人员。

第二章 职责分工

第四条 培训招收工作实行分级管理。国务院卫生计生行政部门(含中医药管理部门,下同)负责全国培训招收工作的政策制定与监督指导,省级卫生计生行政部门负责本辖区培训招收工作的组织协调和监督管理,培训基地落实培训招收主体责任,负责本基地培训招收工作的组织实施。

第五条 国务院卫生计生行政部门的主要职责为研究制定全国培训招收工作的有关政策;研究下达全国培训招收年度计划;统筹培训资源,推动各地、各专业均衡发展;指导监督各省(区、市)工作实施。根据需要,国务院卫生计生行政部门可指定有关行业组织、单位协助开展相关具体工作。

第六条 省级卫生计生行政部门的主要职责为贯彻执行国务院卫生计生行政部门培训招收工作的有关规定;制订本省(区、市)年度招收计划;落实省域间工作协同任务;指导监督本省(区、市)培训基地的招收实施工作。根据需要,省级卫生计生行政部门可指定有关行业组织、单位协助开展相关具体工作。

第七条 培训基地的主要职责为落实上级卫生计生行政部门的有关要求;开展本基地培训招收工作,并及时上报工作信息。

第三章 招收计划

第八条 国家根据医疗卫生事业发展需要,探索建立培训招收匹配机制,综合考虑岗位需求以及培训能力、保障条件、毕业生供给等因素确定年度招收计划,招收名额向全科等紧缺专业和县级及以下医疗卫生机构倾斜。

第九条 国务院卫生计生行政部门协调各有关方面的力量,加大对中西部地区的支持力度,依据需求和东部地区培训能力,每年将东部地区招收名额的一定比例用于帮助中西部地区培训部分住培医师。

第十条 省级卫生计生行政部门在深入调查研究本辖区培训需求的基础上，于每年9月向国务院卫生计生行政部门上报下一年度培训招收需求计划。

第十一条 省级卫生计生行政部门要发挥医学教育工作协调机制作用，推进医教协同，探索做好住院医师规范化培训招收与临床医学硕士专业学位研究生招生的有机衔接。有条件的培训基地经所在地省级卫生计生行政部门同意，可试行提前招收。

第四章 报 名

第十二条 省级卫生计生行政部门根据国家下达的培训招收计划，向社会公布培训基地情况、各专业招收人数、招收工作流程等相关信息。

第十三条 申请参加住院医师规范化培训的人员，须符合下列条件。

（一）热爱医疗卫生事业，品德良好，遵纪守法。

（二）符合临床、中医、口腔类别医师资格考试报考条件规定专业范围的应、往届本科及以上学历医学毕业生，或已取得“执业医师资格证书”需要接受培训的人员，以应届毕业生为主。

（三）培训基地所在地省级卫生计生行政部门规定的其他培训招收条件。

第十四条 符合报名条件的人员应当根据省级卫生计生行政部门公布的招收计划选报培训基地与培训专业。

第十五条 培训申请人应当按要求提供有关报名材料，单位委派人员还需出具本单位同意报考的证明材料，申请人需通过网络或现场报名等方式提交相关信息。培训基地依据国家对培训对象资质条件的有关规定对申请材料进行审核,确定申请人的报考资格。

第五章　考核与调剂

第十六条　培训基地根据所在地省级卫生计生行政部门的规定,自主对培训申请人进行招收考核,重点为非培训基地医疗卫生机构招收培训住院医师。

第十七条　培训基地在组织招收考核时可采取笔试、面试相结合等形式进行,通过对培训申请人的综合素质和临床实践能力的测评,确定拟录取的培训对象及其接受培训的具体时间和内容。

第十八条　培训基地要按时完成培训招收工作,及时向所在地省级卫生计生行政部门报送拟招收录取信息,各省(区、市)可在招收计划剩余名额内对未被录取的申请培训人员进行调剂,优先满足全科等紧缺专业和县级及以下医疗卫生机构需求,确保完成国家下达的招收计划。

第六章　公示与录取

第十九条　培训基地根据培训申请人填报志愿的顺序及招收考核结果,择优确定拟招收名单,并通过省级卫生计生行政部门规定的网络平台或其他适宜形式对拟招收名单进行公示,公示时间不少于7个工作日。

第二十条　培训基地根据公示结果确定培训招收人员,并将录取结果通知相关培训对象。

第二十一条　新招收培训对象按录取通知要求,在规定时限内到培训基地报到,原则上从9月开始接受培训。无故逾期2周不报到者，视为自动放弃本次培训资格。

第二十二条 新招收对象到培训基地报到时，应当按规定签订培训协议。对于单位委派的培训对象，由培训基地、委派单位和培训对象三方签订委托培训协议；面向社会招收的培训对象，由培训基地与培训对象双方签订培训协议。

第二十三条 培训招收工作结束后，省级卫生计生行政部门将本地本年度的招收结果向社会公布，并于每年9月底前将本年度实际招收情况报告国务院卫生计生行政部门。培训基地要做好培训招收工作有关资料的归档与管理，建立培训对象信息库。

第七章 监督管理

第二十四条 将东部省（市）落实支持中西部地区培训招收的情况，作为下一年度相关省（区、市）培训招收名额分配的重要依据。将各培训基地招收计划，特别是全科等紧缺专业计划完成情况以及非培训基地住培医师招收完成情况，作为培训基地动态管理、财政补助、创先争优和下一年度招收名额分配的重要依据。

第二十五条 对在培训招收工作中出现违纪违规的培训基地，视情节轻重给予通报批评直至取消其基地资格，并根据有关规定提请其主管机关、单位对当事人予以相应处分。

第二十六条 对在培训招收工作中弄虚作假的培训申请人，取消其本次报名、录取资格；对录取后无故不报到或报到后无故自行退出等情节严重者，3年内不得报名参加住院医师规范化培训。

第八章 附 则

第二十七条 本办法由国务院卫生计生行政部门负责解释。

第二十八条 本办法自发布之日起施行。

3.6 住院医师规范化培训考核实施办法(试行)

第一章 总 则

第一条 为加强住院医师规范化培训考核(以下简称培训考核)管理,确保培训考核工作公平公正、科学有效,根据《关于建立住院医师规范化培训制度的指导意见》和《住院医师规范化培训管理办法(试行)》,制定本办法。

第二条 培训考核包括过程考核和结业考核两部分,目的是评估培训对象是否达到《住院医师规范化培训内容与标准(试行)》规定的要求。

第二章 职责分工

第三条 培训考核工作实行分级管理。国务院卫生计生行政部门(含中医药管理部门,下同)负责全国培训考核工作的统筹管理,省级卫生计生行政部门负责本辖区培训考核工作的组织管理,培训基地负责过程考核及相关工作的具体落实,考核基地负责结业考核工作的具体落实。

第四条 国务院卫生计生行政部门的主要职责是研究确定考核模式,制定考核标准,建立考核题库,规范考务管理,公布考核信息,统筹管理"住院医师规范化培训合格证书",指导监督各省(区、市)的考核工作。根据需要,国务院卫生计生行政部门可指定有关行业组织、单位协助负责相关具体工作。

第五条 省级卫生计生行政部门的主要职责是贯彻执行国务院卫生计生行政部门培训考核工作的有关规定,制定本省(区、市)考核实施方案,遴选建设考核基地,组建和培训管理考官队伍,组织实施培训考核,公布本省(区、市)考核结果,颁发"住院医师规范化培训合格证书”,管理监督本辖区的考核工作。根据需要,省级卫生计生行政部门可指定有关行业组织、单位协助负责相关具体工作。

第六条 培训基地的主要职责是落实上级卫生计生行政部门的有关要求,组织实施培训过程考核,组织结业考核报名,协助申领“住院医师规范化培训合格证书”。考核基地由省级卫生计生行政部门遴选认定并报国务院卫生计生行政部门备案,承担结业考核任务。

第三章 过程考核

第七条 过程考核是对培训对象在培训期间临床能力水平与素质的动态评价,由培训基地组织实施,主要包括日常考核、出科考核、年度考核,内容涉及医德医风、临床职业素养、出勤情况、临床实践能力、培训指标完成情况和参加业务学习情况等方面。培训基地应当按照《住院医师规范化培训内容与标准(试行)》的规定,严格过程考核。

第八条 日常考核和出科考核主要由培训轮转科室负责,出科考核原则上应当在培训对象出科前完成,并由专业基地审核其真实性和有效性。年度考核由培训基地组织实施,应当在培训对象完成每一年度培训后进行。过程考核结果需及时记录在住院医师规范化培训考核手册中。

第九条 结业考核是衡量培训整体效果的结果性综合评价,由省级卫生计生行政部门组织实施,分为临床实践能力考核和专业理论考核两部分。

临床实践能力考核主要检验培训对象是否具有规范的临床操作技能和独立处理本专业常见多发疾病的能力,采取模拟操作或临床操作等形式进行，各地应当严格要求，根据实际情况确定考核通过率。专业理论考核主要评价培训对象综合运用临床基本知识、经验，安全、有效、规范地从事临床诊疗活动的能力，原则上采用人机对话形式进行，考核试题应当从国家设立的理论考核题库中抽取。

第十条　结业考核在省级卫生计生行政部门认定的考核基地进行。

第十一条　结业考核原则上每年6月底前完成，省级卫生计生行政部门要提前3个月公布考核工作安排。

第十二条　取得“执业医师资格证书”且培训过程考核合格者，可根据省级卫生计生行政部门公布的结业考核有关安排，申请参加结业考核。

第十三条　考核申请人应当按要求通过网络或现场报名等方式提供报名有关材料。培训基地对报名材料进行初审，报省级卫生计生行政部门核准，向合格者发放结业考核准考证。

第十四条　承担结业考核任务的考官应当具有高级专业技术职称和住院医师规范化培训指导带教经历，并经省级卫生计生行政部门组织的考官培训并认定。

第四章　结果评定与使用

第十五条　省级卫生计生行政部门应当于每年6月底前公布本辖区结业考核结果，对本人考核结果有异议者，可于结果公布之日起7个工作日内向培训基地提出复核申请，复核工作由省级卫生计生行政部门负责。

第十六条　通过结业考核者，由省级卫生计生行政部门颁发国家统一制式的“住院医师规范化培训合格证书”。逐步将参加住院医师规范化培训并考核合格作为二级以上医疗卫生机构新进医师的必备条件；到2020年，所有新进医疗岗位的本科及以上学历临床医师均应接受住院医师规范化培训。

第十七条 各省(区、市)可将取得“住院医师规范化培训合格证书”作为申请参加相应专科医师规范化培训的优先条件；在全面启动住院医师规范化培训的省(区、市)，取得“住院医师规范化培训合格证书”作为临床医学专业中级技术岗位聘用的条件之一。

第十八条 未通过临床实践能力考核、专业理论考核或其中任一项者，根据培训基地所在地省级卫生计生行政部门有关规定可申请参加次年结业考核。

3年内未通过结业考核者，如再次申请结业考核，需重新参加住院医师规范化培训，培训相关费用由个人承担。

第五章 监督管理

第十九条 对培训考核中违纪违规行为的处理，参照《医师资格考试违纪违规处理规定》有关精神执行。

第二十条 省级卫生计生行政部门对在培训考核工作中有违纪违规行为的培训基地或考核基地，给予通报批评和限期整改的处理，清节严重的取消其培训基地或考核基地资格。对有关当事工作人员，根据情节轻重，提请其上级主管部门、单位根据有关规定予以相应处分。

第二十一条 培训基地对在过程考核中弄虚作假的培训对象予以批评、训诫，并责成其重新考核，情节严重的延长培训时间或取消培训资格。省级卫生计生行政部门对在结业考核中弄虚作假的培训对象，取消其考核资格和成绩，情节严重的取消次年参加结业考核的资格。

第二十二条 因疾病等特殊原因不能参加结业考核的,需提交相应证明材料,经所在地省级卫生计生行政部门审核同意,可顺延一年参加结业考核。

第六章 附 则

第二十三条 本办法由国务院卫生计生行政部门负责解释。

第二十四条 本办法自发布之日起施行。

3.7《住院医师规范化培训招收实施办法(试行)》和《住院医师规范化培训考核实施办法(试行)》解读

一、为什么要制定住院医师规范化培训招收、考核实施办法?

招收、考核工作是住院医师规范化培训体系的重要组成部分,对于满足各地培训需求、保证培训质量具有重要意义。前期出台的《关于建立住院医师规范化培训制度的指导意见》和《住院医师规范化培训管理办法(试行)》虽已对招收、考核工作提出了原则性要求,但在实际工作中发现,各地培训招收、考核存在工作安排时间不统一、全科等紧缺专业招收困难、标准不一致等问题,为把好培训"入口关"和"出口关",确保培训质量,细化措施与具体要求,提高政策的可行性与操作性,特制定招收、考核实施办法以进一步推动制度的落实。

二、国家在住院医师规范化培训招收、考核工作实施中的主要职责是什么?

国家卫生计生行政部门在培训招收工作中研究下达全国培

训招收年度计划，统筹培训资源，推动各地、各专业均衡发展并指导、监督各地招收工作的实施。

在培训考核工作中负责研究制定考核标准，建立考核题库，规范考务管理，公布考核信息，统筹管理“住院医师规范化培训合格证书”。根据需要，可指定有关行业组织、单位协助负责相关具体工作。

三、各省和培训基地在招收、考核工作实施中的主要职责是什么？

各省卫生计生行政部门根据国家政策规定，负责制订本省（区、市）年度招收计划、考核方案；落实省域间招收工作协同任务；遴选建设考核基地，组建、培训和管理考官队伍；监督指导本省（区、市）培训基地的招收、考核实施工作；公布本省（区、市）考核结果，颁发“住院医师规范化培训合格证书”。根据需要，省级卫生计生行政部门可指定有关行业组织、单位协助开展相关具体工作。

各培训基地要落实上级卫生计生行政部门的有关要求，开展本基地具体招收工作，进行培训过程考核，组织结业考核报名，并协助申领“住院医师规范化培训合格证书”。

四、招收计划分配原则是什么？

国家根据各地需求、培训能力等因素确定年度招收计划，要求东部省（市）要支持中西部地区开展培训招收，强调将全科等紧缺专业计划完成情况作为培训招收名额分配的重要依据。

五、何时开展培训招收工作？

省级卫生计生行政部门在深入调查研究本辖区培训需求的基础上，于上一年度9月底前向国家卫生计生行政部门上报下一年度培训需求。

各地要在当年8月底前完成培训招收实际招收,情况报告国家卫生计生行政部门。

六、参加住院医师规范化培训的报名条件是什么?

凡热爱医疗卫生事业,品德良好,遵纪守法且符合临床、中医、口腔类别医师资格考试报考条件规定专业范围的应、往届本科及以上学历医学毕业生,或已取得“医师资格证书”需要接受培训的人员,以及满足培训基地所在地省级卫生计生行政部门规定的其他培训招收条件的人员均可报名参加培训,培训招收以应届本科毕业生为主。

七、招收工作的具体流程是什么?

符合报名条件的人员根据规定自主报名,培训基地按照要求进行资格审核并组织招收考核,按照培训申请人填报志愿的顺序及招收考核结果,择优确定拟招收名单,并通过省级卫生计生行政部门规定的网络平台或其他适宜形式对拟招收名单进行公示,公示时间不少于7个工作日。各省(区、市)可在招收计划剩余名额内对未被录取的申请培训人员进行调剂,调剂时要优先满足全科和基层的需求,确保完成国家下达的招收计划。

八、培训中的过程考核包括哪些内容?

过程考核主要包括日常考核、出科考核、年度考核,内容涉及医德医风、临床职业素养、出勤情况、临床实践能力、培训指标完成情况和参加业务学习情况等方面,由培训基地严格组织实施,过程考核结果需及时记录在住院医师规范化培训考核手册中。

九、结业考核的内容有哪些?

结业考核是衡量培训整体效果的结果性综合评价,分为临床实践能力考核和专业理论考核两部分。临床实践能力考核主要检验培训对象是否具有规范的临床操作技能和独立处理本专业常见多发疾病的能力。专业理论考核主要评价培训对象综合运用临床基本知识、经验，安全、有效地从事临床诊疗活动的能力。国家卫生计生行政部门或其指定的有关行业组织、单位制订考核要求，建立专业理论考核题库，制订临床实践能力考核标准，提供考核指导。

十、如何组织实施结业考核？

结业考核由各省（区、市）组织实施，原则上要于每年6月底前完成。取得“医师资格证书”且培训过程考核合格者，按要求通过网络或现场报名等方式提供有关报名材料。培训基地对报名材料进行初审，报省级卫生计生行政部门核准后，在省级卫生计生行政部门认定的考核基地参加结业考核。各省级卫生计生行政部门或其指定的行业组织、单位负责组织实施结业考核，从国家建立的理论考核题库抽取年度理论考核试题，组织专业理论考核，安排实施临床实践能力考核。合格者颁发国家统一制式的“住院医师规范化培训合格证书”。未通过临床实践能力考核、专业理论考核或其中任一项者，根据培训基地所在地省级卫生计生行政部门有关规定可申请参加次年结业考核。

十一、如何保证培训考核质量？

为了加强培训过程管理，国家卫生计生行政部门将对培训组织实施工作的落实情况，定期组织专项督导，对工作不到位的地区和单位予以通报批评；为了确保培训结业考核质量，严把“出口关”，专业理论考核将从国家建立的理论考核题库中抽取试题，以确保标准一致；同时，国家将严格对临床实践技能考核的指导，各地应综合运用考核工作，形成不合格者淘汰的机制，促进培训质量提升。

十二、如何使用“住院医师规范化培训合格证书”？

逐步将参加住院医师规范化培训并考核合格作为二级以上医疗卫生机构新进入医师的必备条件，同时作为申请参加相应专科医师规范化培训的优先条件和临床医学专业中级技术岗位聘用的条件之一。

十三、在培训招收和考核中出现违纪、违规情况的处理原则是什么？

对在培训招收工作中出现违纪、违规的培训基地，视情节轻重给予通报批评直至取消其基地资格，并根据有关规定提请其主管机关、单位对当事人予以相应处分；对在培训考核工作中有违纪、违规行为的培训基地或考核基地，给予通报批评和限期整改的处理，情节严重的取消其培训基地或考核基地资格。对有关当事工作人员，根据情节轻重，提请其上级主管部门、单位根据有关规定予以相应处分。

对在培训招收工作中弄虚作假的培训申请人，取消其本次报名、录取资格；对录取后无故不报到或报到后无故自行退出等情节严重者，3年内不得报名参加住院医师规范化培训；对在过程考核中弄虚作假的培训对象予以批评、训诫，并责成其重新考核，情节严重的延长培训时间或取消培训资格。对在结业考核中弄虚作假的培训对象，取消其考核资格和成绩，情节严重的取消次年参加考核的资格。

3.8 麻醉科住院医师规范化培训标准细则(试行)

麻醉学是一门涉及面广、整体性强的临床医学,它与临床各学科关系密切,更是临床各学科特别是外科手术医疗的基础。麻醉学科根据医疗技术特点分为:普通外科麻醉、心脏大血管外科麻醉、普胸外科麻醉、神经外科麻醉、小儿麻醉、妇产科麻醉、口腔麻醉、眼耳鼻咽喉科麻醉、骨科麻醉、手术室外麻醉、重症监测治疗、疼痛诊疗和体外循环等亚专业。麻醉科住院医师不仅要掌握麻醉科医师必须具备的监测、调控和支持人体基本生命功能的基本理论、基本知识和基本技能,而且需要了解相关学科的基本医疗知识。

一、培训目标

通过全面、正规、严格的培训,能够打下扎实的麻醉科临床工作基础,基本正确地运用常规麻醉方法,掌握麻醉学相关的基本理论、基本知识、基本技能;掌握各科室手术常用的麻醉方法的实施和管理及常见麻醉后并发症的处理原则,能够基本正确和独立地实施ASA分级Ⅰ～Ⅱ级手术患者的临床麻醉;掌握心肺脑复苏术。了解麻醉学国内外理论新进展、前沿监测与治疗技术。培训结束时,能够具有良好的职业道德、人际沟通能力、应急能力和团队精神,具有独立从事麻醉科临床工作的能力。

二、培训方法

采取在麻醉科各亚专业和非麻醉科室轮转的方式进行。通过管理患者、参加门、急诊工作和各种教学活动,完成规定的病种和基本技能操作数量，学习麻醉科的专业理论知识，认真填写《住院医师规范化培训登记手册》；认真完成浙江省住院医师管理信息系统的网上填报工作；规范书写病历；低年资住院医师参与见习或实习医生的麻醉科临床教学工作，高年资医师指导低年资医师。

麻醉科轮转应包括麻醉科所有亚专业的基本训练。非麻醉科室轮转由各基地根据实际情况安排在普通外科、神经内科、神经外科、普胸外科、心脏大血管外科、呼吸内科、心血管内科、内分泌科、小儿内科、急诊科、心电图室、影像科等科室中任选2～3个科室，各轮转2～3个月，合计不能少于6个月。轮转科室及时间安排见附表3-6。

轮转时间和顺序由各培训基地根据具体情况适当调整，但不能缺项。33个月的基本培训后可以有3个月的机动培训时间，建议安排非临床麻醉的轮转（如超声技术、疼痛诊疗、教学、科研等）。

附表3-6　麻醉科住培医师轮转科室及时间安排

轮转科室	时间(月)
非麻醉科室（普通外科、神经内科、神经外科、心胸外科、呼吸内科、心血管内科、内分泌科、儿科、急诊科、心电图室、影像科，任选2～3个科室）	6
麻醉学亚专业	
普外科麻醉	3
眼科和耳鼻喉科麻醉	2
骨科麻醉	1
泌尿外科麻醉	2
口腔外科麻醉	1
神经外科麻醉	2
心脏大血管外科麻醉	1
普胸外科麻醉	2
妇产科麻醉	2

续表

轮转科室	时间(月)
小儿外科麻醉	3
门诊和手术室外麻醉	1
麻醉恢复室	1
疼痛治疗(疼痛门诊和疼痛病房、急性疼痛管理)	3
ICU	3
合计	33

三、培训内容和要求

(一) 基本要求

1. 基本麻醉技能要求

附表3–7 基本麻醉技能要求

操作技术名称	最低例数
全身麻醉	250
椎管内麻醉(含硬膜外麻醉、骶管麻醉、腰硬联合麻醉)	100
各种局部神经阻滞	30
MAC	40

2. 麻醉学各亚专业麻醉种类及例数要求

附表3–8 麻醉学各亚专业麻醉种类及例数要求

名称	最低例次	名称	最低例次
普通外科麻醉(含泌尿、骨科和烧伤)	200	眼耳鼻喉科麻醉	80
神经外科麻醉	60	普胸麻醉	40
心脏大血管外科麻醉	20	妇产科麻醉	80
口腔外科麻醉	30	小儿外科麻醉	120
门诊和(或)手术室外麻醉	100	院内急救	10
麻醉复苏室(PACU)	50	疼痛治疗与管理	50

3. 特殊麻醉技能要求

附表3-9 特殊麻醉技能要求

技术操作名称	最低例次	名称	最低例次
动脉穿刺置管	30	中心静脉穿刺置管	20
纤维支气管镜	5	喉罩	30
双腔支气管插管	10	清醒气管插管	2
经鼻明视气管插管	2	自体血回输	10
B超引导下神经阻滞	10	B超引导下动静脉穿刺	10
神经刺激仪引导下的神经阻滞	5		

4. ICU技能

附表3-10 ICU技能

技术操作名称	最低例次	技术操作名称	最低例次
呼吸机管理	50	快速气管切开造口	2
胸穿	2	腹穿	2
腰穿	2	外科换药	10

5. 理论学习方式及要求

附表3-11 理论学习方式及要求

教学内容	时间	三年参加的总要求
病例讨论会	每次45分钟,每周至少1次	90个病例
晨课(密切结合临床的小讲课)	每次30分钟,每周至少1次	90次
住院医师理论课(包括会议、讲座)	每次120分钟,每周至少1次	50次
杂志俱乐部等	建议参加	

3年培训期间,住院医师必须完成至少50次的住院医师理论课学习,包括在其他临床学科轮转时所参加的学习。麻醉学相关课程建议参见附表3-12。

附表3-12　麻醉学相关课程建议

1 麻醉前评估与准备	21 肌松药及肌松监测和拮抗
2 麻醉通气系统	22 作用于肾上腺素受体的药物
3 血流动力学监测及临床意义	23 拟胆碱和抗胆碱药物
4 心肺脑复苏指南	24 血管扩张药和强心药
5 非麻醉患者镇静镇痛原则	25 吸入全身麻醉
6 麻醉与脑血流、脑代谢	26 全凭静脉麻醉(包含TCI)
7 麻醉与呼吸	27 气管插管和肺隔离术
8 麻醉与循环	28 困难气道的处理
9 麻醉与血液	29 麻醉期间的呼吸管理
10 麻醉与肾脏	30 麻醉期间的循环管理
11 麻醉与肝脏	31 全身麻醉期间严重并发症
12 麻醉与内分泌	32 椎管内麻醉和治疗
13 麻醉与应激	33 低温和控制性降压
14 液体电解质平衡及其失常	34 麻醉恢复室和苏醒期并发症
15 酸碱平衡及其失常	35 日间手术的麻醉
16 围术期的液体治疗	36 术后恶心呕吐防治指南
17 围术期输血指征	37 术后镇痛的处理原则
18 静脉全身麻醉药	38 心脏病人非心脏手术的麻醉
19 吸入全身麻醉药	39 老年患者的麻醉
20 局部麻醉药和局部麻醉	40 儿科麻醉

（二）较高要求

1. 教学能力培养

建议教学医院的住院医师担任助教工作和在第3年时承担见习带教工作。

（1）住院医师每年至少应有1周时间担任专业基地内部教学的助教工作，协助任教医师搞好教学工作（包括病例讨论、杂志俱乐部、科研讨论会、住院医师理论课和晨课等）。

（2）助教职责：提前1周与任教医师讨论学术周的计划和方案，准备杂志俱乐部读书报告2篇，所选文献应为具有科学意义和临床意义且设计较佳的文献，鼓励用英文讲解文献。主动征求任教医师的要求，如果发现第2周的任何一次教学活动因某种原因而不能实现，应立即向主管老师汇报并提前做好安排，以确保每项活动正常进行。在病例讨论过程中应详细记录讨论要点，并在讨论会后将方案整理存档。若该周科内有特殊专家讲座或其他任何麻醉与危重医学教研室主持或参与的学术活动(包括周末)，当周助教应协助活动的正常开展。

教学活动及其数量要求，见附表3-13。

附表3-13　教学活动及数量要求

名称	数量	名称	数量
病例讨论助教	2次	杂志俱乐部助教	2次
科研讨论会助教	2次	急救与复苏教学	2小时
晨课助教	2次	助教工作日	21天

2. 科研能力训练

鼓励在3年期间向专业杂志投稿，包括临床病例报道1篇和综述1篇。鼓励住院医师利用晚上、周末和补休时间在学校攻修临床医学研究生专业学位课程；在麻醉学研究室或其他研究室完成学位论文的实验室工作；在临床工作中完成学位论文的临床部分。

3.9 浙江省住院医师规范化培训基地联合管理办法(试行)

第一章　总　则

第一条　为贯彻落实国家卫生计生委、中央编办等七部门联合下发的《关于建立住院医师规范化培训制度的指导意见》(国卫科教发〔2013〕56号）和《国家卫生计生委关于印发住院医师规范化培训管理办法（试行）的通知》（国卫科教发〔2014〕49号）等文件精神，根据《浙江省住院医师规范化培训实施办法（试行）》、《浙江省住院医师规范化培训基地认定办法（试行）》、《浙江省住院医师规范化培训基地管理办法（试行）》等文件要求，特制定本办法。

第二条 住院医师规范化培训基地（以下简称"培训基地"）建设坚持"合理布局、满足需求、强强联合、同质培训"的原则，实现优质资源共享，以国家级培训基地为主体，国家级后备培训基地和省级培训基地为补充，努力构建"分布合理、专业齐全、管理统一、水平同质"，能基本满足我省住院医师规范化培训高水平、全覆盖要求的基地网络。

第三条 国家级培训基地是指由国家卫生计生委认可公布的住院医师规范化培训基地。

国家级后备培训基地是指省级卫生计生行政部门认定的住院医师规范化培训基地，主要从三级乙等及以上基本符合国家培训基地标准要求的综合医院中遴选。根据国家卫生计生委的工作部署，我省将优先从国家级后备培训基地中分批推荐申报国家级培训基地。

省级培训基地是指省级卫生计生行政部门认定的住院医师规范化培训基地，主要从二级甲等及以上综合医院和三级乙等及以上专科医院中遴选。

第二章 联合要求

第四条 培训基地联合是指以一家国家级培训基地为主体，联合若干家国家级后备培训基地或省级培训基地，组成培训基地联合体，共同承担住院医师规范化培训的工作。

第五条 培训基地联合体突出强强联合、自愿与统筹相结合,并经省级卫生计生行政部门认可。

第六条 每家国家级培训基地联合的基地数一般不能超过7家。国家级培训基地可联合国家级后备培训基地或省级培训基地。国家级后备培训基地应与1家国家级培训基地联合,可联合省级培训基地。省级培训基地应与1家国家级或国家级后备培训基地联合。

第七条 省级培训基地的专业基地(我省原称"培训学科",以下均称"专业基地"),应该具备能够承担该专业总轮转培训三分之二及以上任务的能力,主要在内科、外科、妇产科、儿科、急诊科、精神科、医学影像科、口腔科、全科医学科等专业基地联合。二级甲等综合医院培训基地只保留全科医学专业基地。

第三章 组织管理

第八条 培训基地实行全行业动态管理。培训基地要严格执行国家卫生计生委《住院医师规范化培训管理办法(试行)》和《浙江省住院医师规范化培训基地管理办法(试行)》,加强培训组织管理。

第九条 培训基地联合体要建立培训基地联合体领导小组,负责培训基地联合体的总体规划、协调与管理。领导小组组长由国家级培训基地负责人担任,副组长由国家级后备培训基地和省级培训基地负责人担任,科教、医务、人事、财务、后勤等相关部门共同参与。

第十条 各培训基地应设置专门职能管理部门,并配备2～3名专职管理人员。国家级培训基地应根据承担的培训规模、工作量增加人员配备。

第十一条 培训基地联合体要协商制定基地联合管理制度，明确各方权利、义务和职责，签订相关协议，并严格执行。

第四章 培训管理

第十二条 国家级培训基地必须对国家级后备培训基地和省级培训基地进行指导与监督，负责对住培医师招录、轮转培训、师资带教、考试考核、监督评估等方面的组织、协调与管理。国家级后备培训基地和省级培训基地必须接受国家级培训基地的指导、监督和管理。

第十三条 培训基地联合体的各培训基地根据各自被认定的专业基地和核定的培训规模，按照省里的统一部署实施招录工作。

第十四条 培训基地联合体的各培训基地根据专业基地的联合关系、联合时长、联合科室等统筹安排轮转计划，各基地间应充分沟通，确保信息互通，保障轮转计划的合理性。

第十五条 培训基地联合体的各培训基地应根据轮转计划负责住院医师轮转期间的具体管理。住院医师轮转信息录入的审核应由轮转所在的培训基地负责。培训过程有关档案资料由各培训基地负责留存。

第十六条 培训基地联合体应加强各培训基地师资的管理与培训等工作，建立师资管理制度和奖惩机制。国家级培训基地应统筹培训基地联合体内师资的培训工作，提高师资整体带教能力。

第十七条 培训基地联合体的各培训基地要加强住院医师培训过程考核。培训基地联合体共同协商，确定考核的方式方法。日常考核和出科考核由轮转所在的培训基地负责。年度考核由各市卫生计生（卫生）行政部门组织实施。

第十八条 结业考核由省级卫生计生行政部门统一组织实施，省市联动。住培医师经结业考核合格者，颁发“住院医师规范化培训合格证书”。

第五章 保障措施

第十九条 各级卫生计生（卫生）行政部门应加强区域内培训基地资源整合和合理布局，促进优质资源充分共享。加强区域内培训基地联合体的指导、监督与管理，保障培训质量。加大投入，加强区域内培训基地建设。各培训基地要规范财政补助经费的管理与使用。

第二十条 培训基地联合体的各培训基地要加强教学设施设备、培训资料、住宿等教学软硬件建设，并实现临床技能中心、师资、住宿等教学资源的共享。

第二十一条 培训基地要关心住培医师的学习与生活，切实保障住院医师规范化培训期间应有的待遇，使其享有所在培训基地同类人员同等待遇。

第二十二条 培训基地应加强与住院医师送出单位的沟通，及时反馈培训信息。培训基地在住培医师培训期间或完成培训后，不得以任何理由留用或聘用。一旦发生培训基地留用或聘用情况，将暂停甚至取消专业基地或培训基地的资质。住培医师在培训完成后，必须回送出单位工作。

第二十三条 培训基地联合体涉及到信息互通的，要履行保密职责，维护信息安全。

第二十四条 省级卫生计生行政部门对培训基地联合体实施年度综合考核，考核结果与经费拨付、培训规模核定等挂钩。

第六章　附　则

第二十五条　本办法不适用于中医类别住院医师规范化培训基地。

第二十六条　本办法由省卫生和计划生育委员会负责解释。

3.10 浙江省住院医师规范化培训基地联合体管理实施细则(试行)

第一条　住院医师规范化培训基地联合体(以下简称“基地联合体”)是指以一家国家级培训基地为龙头,由若干家国家级后备培训基地和省级培训基地联合组成,共同承担住院医师规范化培训工作的组织。为规范我省住院医师规范化培训基地联合体的管理和运行,提升培训能力,确保培训质量,根据《浙江省住院医师规范化培训基地联合管理办法(试行)》,特制订本实施细则。

第一章　组织管理

第二条　建立基地联合体领导小组,由国家级培训基地主要领导任组长,各联合基地的主要领导任副组长,国家级培训基地的科教、医政、人事、财务、后勤等相关部门主要负责人及各联合基地科教管理部门主要负责人共同组成,负责联合体的总体规划,统筹协调管理联合体的住院医师规范化培训工作。领导小组下设办公室,挂靠国家级培训基地职能部门,负责基地联合体领导小组的日常事务性工作,统筹组织安排联合体的管理、招录、教学培训、考核等。

第三条　基地联合体要建立以国家级培训基地为主体责任、共同协商的管理体系,建立基地联合体议事规则和运行沟通反馈机制。制定基地联合体的发展规划、联合培训方案等,制定基地联合体的管理制度、培训制度、考核管理制度、师资管理制度、住培医师管理制度、经费管理制度、监督检查制度等。

第四条 基地联合体中的各培训基地领导小组和办公室负责本基地的住院医师规范化培训工作的统筹管理,贯彻落实基地联合体领导小组和办公室的相关决定和工作要求。

第五条 基地联合体中的各培训基地均需设置专门管理部门,配备2～3名专职管理人员。国家级培训基地应根据联合基地的数量以及承担的培训规模、工作量适当增加专职管理人员的配备,以满足基地联合体管理任务的需求。

第六条 基地联合体须签订联合协议,明确各方职责、权利和义务,共同遵守,严格执行。国家级培训基地要承担对其他基地管理与培训的业务指导和考核责任。各基地有义务接受国家级培训基地的管理、指导和考核,享有使用国家级培训基地有关教学资源的权利。

第七条 基地联合体按培训学科成立各专业基地协作小组,由国家级培训基地的学科负责人任组长,负责本专业基地培训计划制定、轮转培训、出科考核等。

第二章 招录管理

第八条 招录工作按照省里的统一部署实施,根据“双向选择、统筹调配”的原则,按照国家级培训基地、国家级后备培训基地、省级培训基地的招录批次进行;在招录完成后,各培训基地将招录信息汇总报送国家级培训基地。

第九条 各培训基地与培训对象应签订培训协议。培训协议应明确双方的职责、权利和义务,以及违约责任等,并注明培训对象在联合体内的轮转、学习、考核等相关要求。

第三章　轮转培训管理

第十条　国家级培训基地对联合体内各基地负有协调、指导、监督、考核等责任和权利，统筹协调联合体内所有住培医师的轮转培训管理工作，推进基地联合体培训质量的同质化。

第十一条　根据基地联合体共同制定的培训方案，应优先利用联合体内的优质资源。各培训基地根据专业基地的联合关系、联合时长、联合科室等统筹安排轮转计划。对于轮转科室、疾病种类数量不足等情况，国家级培训基地应积极组织协调、妥善合理安排。各培训基地负责培训对象的轮转培训、日常带教、考试考核、质量评估等管理，接受国家级培训基地统筹和指导监督。

第十二条　各培训基地应根据轮转计划负责住院医师轮转期间的具体管理。各培训基地负责住培医师培训期间医德医风、劳动纪律等日常管理；负责住培医师临床工作量、收治病种病例、技能操作、病历书写等管理与考核；负责信息录入、档案留存等资料管理。

第十三条　基地联合体应加强信息网络建设，积极构建共享共用网络平台，保持培训基地间的信息互通，开展管理、培训等工作，动态掌握各培训基地的情况，实现基地联合体管理的无缝对接。

第四章　师资管理

第十四条　基地联合体应建立健全师资管理体系。国家级培训基地应统筹做好联合体内培训师资的遴选认定、考核评价和管理等，积极选派优秀师资指导各基地教学工作，不断推进联合体内优质师资资源的共享。

第十五条 基地联合体应积极开展师资培训工作，提升师资整体带教能力。国家级培训基地应牵头制定联合体师资培训制度、培训计划和具体方案等。专业基地协作小组应组织联合体内的专业师资开展专题培训、集中备课、带教示范、现场教学、集中授课等多种形式的师资培训，不断提高师资质量和水平。各基地联合体应培养一支懂管理、善教学、精业务的骨干师资队伍。

第十六条 基地联合体应建立师资考核制度与奖惩机制，实行动态管理。基地联合体将带教数量、质量、能力和工作量，以及带教态度、满意度等内容纳入师资考核范畴。师资考核结果与带教津贴、绩效考核、年度考核、职称晋升、学术团体任职推荐等挂钩。及时表彰优秀带教师资，动态淘汰不符合要求的带教师资。实行年度通报制度，对联合体内各基地各学科的带教情况给予通报。

第五章 考核管理

第十七条 基地联合体的各培训基地要加强住院医师培训过程考核，共同制定考核方案，统一考试考核组织形式、方式方法。日常考核和出科考核由轮转培训基地负责。国家级培训基地应加强对出科考核的指导监督，发挥专业基地协作小组作用，鼓励采取联合组织考核小组的形式对住培医师实施出科考核，保证考核质量。

第十八条 高等医学院校负责附属医院基地培训对象的年度考核，各市卫生计生（卫生）行政部门负责实施区域内各基地培训对象的年度考核，国家级培训基地要配合协调做好相应工作。

第十九条 结业考核由省级卫生计生行政部门统一组织实施，省市联动。结业考核报名以培训对象招录基地为申报单位，由培训基地和国家级培训基地联合审查后，逐级上报，逐级审核。

第二十条 基地联合体内住培医师培训期满，经结业考核合格后，统一颁发"住院医师规范化培训合格证书"。未按期结业的培训住培医师，其后续管理由招录基地与国家级培训基地共同负责。

第六章 保障措施

第二十一条 各培训基地应加强与送出单位的沟通及培训信息反馈，关心住培医师的学习与生活，切实保障住培医师培训期间应有的待遇，使其享有所在培训基地同类人员同等待遇。建立住培医师绩效考评制度，考评结果与住培医师待遇相挂钩。各培训基地要加强教学设施设备、临床技能中心等教学条件建设。各培训基地通过改建、新建、租赁等方式妥善安排住培医师住宿并积极改善住宿条件。

第二十二条 各培训基地应加大教育培训经费投入，规范使用财政补助资金和自筹经费。按照经费来源渠道和相应使用规定，做到专款专用，主要用于教学设施设备、住培医师待遇保障、基地建设、运行管理等。

第二十三条 住培医师在培训完成后，必须返回送出单位工作。各培训基地不得在培训期间和培训完成后，以任何理由留用或聘用外单位选送住培医师，一旦发生培训基地留用或聘用的，将暂停甚至取消专业基地或培训基地的资质。

第二十四条 省级卫生计生行政部门对基地联合体实施年度综合考核，考核内容主要包括组织管理、基地与师资队伍建设、培训运行与考试考核、教学管理与质量控制、经费保障与使用、住培医师培训合格率等，考核结果与经费拨付、培训规模核定等挂钩。建立动态调整制度,实行优胜劣汰。开展年度综合考核并将结果及时通报,考核不合格者,将根据情况,分别给予通报批评、限期整改、暂停或取消培训资质。

第二十五条 各市、县(市、区)卫生计生(卫生)行政部门和医学高等院校,按职责分工,加强对本区域和所属基地联合体的指导、管理和监督。加大投入,加强资源整合和合理布局,支持区域内培训基地建设,促进优质资源充分共享。

附录4 浙江省首批国家级住院医师规范化培训基地名单

4.1 国家卫生计生委办公厅关于公布第一批住院医师规范化培训基地名录的通知

各省、自治区、直辖市卫生计生委，新疆生产建设兵团卫生局：

为贯彻落实国务院7部门《关于建立住院医师规范化培训制度的指导意见》（国卫科教发〔2013〕56号）精神，按照《国家卫生计生委办公厅关于开展住院医师规范化培训基地认定工作的通知》（国卫办科教函〔2014〕736号）有关部署，各省级卫生计生行政部门组织认定了第一批住院医师规范化培训基地。根据《住院医师规范化培训管理办法（试行）》（国卫科教发〔2014〕49号）相关要求，现将培训基地名录予以公布。

国家卫生计生委办公厅

2014年9月26日

附表4-1　第一批国家级住院医师规范化培训基地名录(浙江省)

数量	序号	医院名称
29	170	浙江医院
	171	浙江省人民医院
	172	浙江大学医学院附属第一医院
	173	浙江大学医学院附属第二医院
	174	浙江大学医学院附属妇产科医院
	175	浙江大学医学院附属儿童医院
	176	浙江大学医学院附属邵逸夫医院
	177	浙江大学医学院附属口腔医院
	178	温州医科大学附属第一医院
	179	温州医科大学附属第二医院
	180	温州医科大学附属眼视光医院
	181	杭州市第一人民医院
	182	杭州师范大学附属医院
	183	宁波市李惠利医院
	184	宁波市第一医院
	185	宁波市第二医院
	186	温州市中心医院
	187	温州市人民医院
	188	湖州市中心医院
	189	嘉兴市第一医院
	190	嘉兴市第二医院
	191	绍兴市人民医院
	192	舟山医院
	193	金华市中心医院
	194	衢州市人民医院
	195	浙江省台州医院
	196	台州市中心医院
	197	丽水市中心医院
	198	丽水市人民医院

附录5　杭州市第一人民医院住培基地联合体

5.1 浙江省卫生计生委办公室关于公布浙江省住院医师规范化培训基地联合体名单的通知

浙卫办科教〔2015〕6号

各市、县(市、区)卫生计生委(卫生局),有关高等医学院校,省级医疗卫生单位:

为贯彻落实国家卫生计生委、中央编办等七部委联合下发的《关于建立住院医师规范化培训制度的指导意见》(国卫科教发〔2013〕56号)和《住院医师规范化培训基地认定标准(试行)》(国卫科教发〔2014〕48号)等文件精神,按照《浙江省卫生计生委关于印发浙江省住院医师规范化培训基地联合管理办法(试行)的通知》(浙卫发〔2015〕30号),构建以国家级培训基地为龙头、联合若干家国家级后备培训基地和省级培训基地形成培训基地联合体的要求,共同承担住院医师规范化培训工作。在各地申报、专家评审的基础上,按照统筹规划、自愿组合的原则,组建了29个住院医师规范化培训基地联合体。现将名单予以公布。

浙江省卫生计生委办公室

2015年5月22日

序号	国家基地名称	国家级后备基地	省级基地
12	杭州市第一人民医院(1+5)	杭州市第三人民医院 杭州市萧山区第一人民医院	桐庐县人民医院 临安市人民医院 中国人民解放军第一一七医院

5.2 浙江省卫生计生委办公室关于印发浙江省住院医师规范化培训基地联合体管理实施细则(试行)的通知

浙卫办科教〔2015〕7号

各市、县(市、区)卫生计生委局(卫生局),有关高等医学院校,省级医疗卫生单位:

现将《浙江省住院医师规范化培训基地联合体管理实施细则(试行)》印发给你们,请认真贯彻执行。

浙江省卫生计生委

2015年6月17日

浙江省住院医师规范化培训基地联合体管理实施细则(试行)

为规范我省住院医师规范化培训基地联合体的管理和运行,提升培训能力,确保培训质量,根据《浙江省住院医师规范化培训基地联合管理办法(试行)》,特制订本实施细则。

第一章 组织管理

第一条 住院医师规范化培训基地联合体(以下简称"基地联合体")是指以一家国家级培训基地为龙头,由若干家国家级后备培训基地和省级培训基地联合组成,共同承担住院医师规范化培训工作的组织。

第二条 建立基地联合体领导小组,由国家级培训基地主要领导任组长,各联合基地的主要领导任副组长,国家级培训基地的科教、医政、人事、财务、后勤等相关部门主要负责人及各联合基地科教管理部门主要负责人共同组成,负责联合体的总体规划,统筹协调管理联合体的住院医师规范化培训工作。领导小组下设办公室,挂靠国家级培训基地职能部门,负责基地联合体领导小组的日常事务性工作,统筹组织安排联合体的管理、招录、教学培训、考核等。

第三条 基地联合体要建立以国家级培训基地为主体责任、共同协商的管理体系,建立基地联合体议事规则和运行沟通反馈机制。制定基地联合体的发展规划、联合培训方案管理制度、培训制度、考核管理制度、师资管理制度、住培医师管理制度、经费管理制度、监督检查制度等。

第四条 基地联合体中的各培训基地领导小组和办公室负责本基地的住院医师规范化培训工作的统筹管理,贯彻落实基地联合体领导小组和办公室的相关决定和工作要求。

第五条 基地联合体中的各培训基地均需设置专门管理部门,配备2～3名专职管理人员。国家级培训基地应根据联合基地的数量以及承担的培训规模、工作量适当增加专职管理人员的配备,以满足基地联合体管理任务的需求。

第六条 基地联合体须签订联合协议,明确各方职责、权利和义务,共同遵守,严格执行。国家级培训基地要承担对其他基地管理与培训的业务指导和考核的责任。各基地有义务接受国家级培训基地的管理、指导和考核，享有使用国家级培训基地有关教学资源的权利。

第七条 基地联合体按培训学科成立各专业基地协作小组，由国家级培训基地的学科负责人任组长，负责本专业基地培训计划制定、轮转培训、出科考核等。

第二章 招录管理

第八条 招录工作按照省里的统一部署实施，根据"双向选择，统筹调配"的原则，按照国家级培训基地、国家级后备培训基地、省级培训基地的招录批次进行；在招录完成后，各培训基地将招录信息汇总报送国家级培训基地。

第九条 各培训基地与培训对象应签订培训协议。培训协议应明确双方的职责、权利和义务，以及违约责任等，并注明培训对象在联合体内的轮转、学习、考核等相关要求。

第三章 轮转培训管理

第十条 国家级培训基地对联合体内各基地负有协调、指导、监督、考核等责任和权利，统筹协调联合体内所有住培医师的轮转培训管理工作，推进基地联合体培训质量的同质化。

第十一条 根据基地联合体共同制定的培训方案，应优先利用联合体内的优质资源。各培训基地根据专业基地的联合关系、联合时长、联合科室等统筹安排轮转计划。对于轮转科室、疾病种类数量不足等情况，国家级培训基地应积极组织协调、妥善合理安排。各培训基地负责培训对象的轮转培训、日常带教、考试考核、质量评估等管理，接受国家级培训基地统筹安排和指导监督。

第十二条 各培训基地应根据轮转计划负责住院医师轮转期间的具体管理。各培训基地负责住培医师培训期间医德医风、劳动纪律等日常管理;负责住培医师临床工作量、收治病种病例、技能操作、病历书写等管理与考核;负责信息录入、档案留存等资料管理。

第十三条 基地联合体应加强信息网络建设,积极构建共享共用网络平台,保持培训基地间的信息互通,开展管理、培训等工作,动态掌握各培训基地的情况,实现基地联合体管理的无缝对接。

第四章 师资管理

第十四条 基地联合体应建立健全师资管理体系。国家级培训基地应统筹做好联合体内培训师资的遴选认定、考核评价和管理等,积极选派优秀师资指导各基地教学工作,不断推进联合体内优质师资资源的共享。

第十五条 基地联合体应积极开展师资培训工作,提升师资整体带教能力。国家级培训基地应牵头制定联合体师资培训制度、培训计划和具体方案等。专业基地协作小组应组织联合体内的专业师资开展专题培训、集中备课、带教示范、现场教学、集中授课等多种形式的师资培训,不断提高师资质量和水平。各基地联合体应培养一支懂管理、善教学、精业务的骨干师资队伍。

第十六条 基地联合体应建立师资考核制度与奖惩机制,实行动态管理。基地联合体将带教数量、质量、能力、工作量,以及带教态度、满意度等内容纳入师资考核范畴。师资考核结果与带教津贴、绩效考核、年度考核、职称晋升、学术团体任职推荐等挂钩。及时表彰优秀带教师资,动态淘汰不符合要求的带教师资。实行年度通报制度,对联合体内各基地各学科的带教情况给予通报。

第五章　考核管理

第十七条　基地联合体的各培训基地要加强住院医师培训过程考核，共同制定考核方案，统一考试考核组织形式、方式方法。日常考核和出科考核由轮转培训基地负责。国家级培训基地应加强对出科考核的指导监督，发挥专业基地协作小组作用，鼓励采取联合组织考核小组的形式对住培医师实施出科考核，保证考核质量。

第十八条　高等医学院校负责附属医院基地培训对象的年度考核，各市卫生计生(卫生)行政部门负责实施区域内各基地培训对象的年度考核，国家级培训基地要配合协调做好相应工作。

第十九条　结业考核由省级卫生计生行政部门统一组织实施，省市联动。结业考核报名以培训对象招录基地为申报单位，由培训基地和国家级培训基地联合审查后，逐级上报，逐级审核。

第二十条　基地联合体内住培医师培训期满，经结业考核合格后，统一颁发“住院医师规范化培训合格证书”。未按期结业的培训住培医师，其后续管理由招录基地与国家级培训基地共同负责。

第六章　保障措施

第二十一条　各培训基地应加强与送出单位的沟通及培训信息反馈，关心住培医师的学习与生活，切实保障住培医师培训期间应有的待遇，使其享有所在培训基地同类人员同等待遇。建立住培医师绩效考评制度，考评结果与住培医师待遇挂钩。各培训基地要加强教学设施设备、临床技能中心等教学条件建设。各培训基地通过改建、新建、租赁等方式妥善安排住培医师住宿并积极改善住宿条件。

第二十二条　各培训基地应加大教育培训经费的投入，规范使用财政补助资金和自筹经费。按照经费来源渠道和相应使用规定，做到专款专用，主要用于教学设施设备、住培医师待遇保障，基地建设、运行管理等。

第二十三条 住培医师在培训完成后，必须返回送出单位工作。各培训基地不得在培训期间和培训完成后，以任何理由留用或聘用外单位选送住培医师，一旦发生培训基地留用或聘用的，将暂停甚至取消专业基地或培训基地的资质。

第二十四条 省级卫生计生行政部门对基地联合体实施年度综合考核，考核内容主要包括组织管理、基地与师资队伍建设、培训运行与考试考核、教学管理与质量控制、经费保障与使用、住培医师培训合格率等，考核结果与经费拨付、培训规模核定等挂钩。建立动态调整制度，实行优胜劣汰。开展年度综合考核并将结果及时通报，考核不合格者，将根据情况，分别给予通报批评、限期整改、暂停或取消培训资质。

第二十五条 各市、县(市、区)卫生计生(卫生)行政部门和医学高等院校，按职责分工，加强对本区域和所属基地联合体的指导、管理和监督。加大投入，加强资源整合和合理布局，支持区域内培训基地建设，促进优质资源充分共享。

5.3 浙江省卫生计生委办公室关于公布浙江省住院医师规范化培训联合体和全科医师规范化培训基层实践基地名单的通知

浙卫办科教〔2017〕14号

各市卫生计生委(局)，有关高等医学院校，省级医疗卫生单位：

为加强住院医师规范化培训同质化水平，规范培训管理，提高培训质量，根据国家住院医师规范化培训政策要求，结合去年全省基地全面评估结果，结合各市卫生计生行政部门对区域内全科医师规范化培训基层实践基地重新认定的结果，在征求各市卫生计生行政部门和培训基地意见的基础上，我委调整了全省住院医师规范化培训基地联合体和全科医师规范化培训基层实践基地，现将名单公布。

新调整后的培训基地联合体由1家主体基地和若干家协同基地组成。联合体须严格按照《浙江省住院医师规范化培训基地联合管理办法(浙卫发〔2015〕30号)》的要求，建立科学的运行和管理机制，实现同质化管理。主体基地承担住院医师规范化培训的主体责任，对联合体内基地具有管理、指导、协调等职责，对联合体内质量差、管理混乱、不接受指导的协同基地有建议淘汰权。每家全科医师规范化培训基地联合不超过2家基层实践基地，且不再联合公共卫生实践基地。

各地各单位要严格按照住院医师规范化培训制度总体要求，规范开展培训工作，持续提升培训质量与管理水平。

浙江省卫生计生委办公室

2017年8月7日

序号	主体基地	协同单位
12	杭州市第一人民医院(1+3)	中国人民解放军第一一七医院 桐庐县人民医院 临安市人民医院

参考文献

[1] 国家卫生计生委. 国家卫生计生委等7部门关于建立住院医师规范化培训制度的指导意见.[2013-12-31]. http://www.nhc.gov.cn/qjjys/s3593/201401/032c8cdf2eb64a369cca4f9b76e8b059.shtml

[2] 国家卫生计生委. 住院医师规范化培训管理办法(试行).[2014-08-22]. http://www.nhc.gov.cn/ewebeditor/uploadfile/2014/08/20140825165646129.docx

[3] 国家卫生计生委. 住院医师规范化培训招收实施办法(试行)和住院医师规范化培训考核实施办法(试行).[2015-09-14]. http://www.nhc.gov.cn/ewebeditor/uploadfile/2015/10/20151012 0145394. doc http://www.nhc.gov.cn/ewebeditor/uploadfile/2015/10/20151009120157139.doc

[4] 浙江省卫生计生委. 浙江省住院医师规范化培训基地认定办法(试行)和浙江省住院医师规范化培训基地管理办法(试行).[2011-03-26]. http://www.zjwjw.gov.cn/art/2011/4/2/

art_1208221_4432658.html

［5］闫红，甘晓琴，胡弋，等.麻醉科住院医师规范化培训的思考［J］. 重庆医学，2012，41(24):2547-2548.

［6］蒋鑫，徐海涛，石学银，等.麻醉科轮转在住院医师规范化培训中的作用［J］. 中华医学教育探索杂志，2013，12(7):739-741.

［7］郝学超，闵苏，朱贤林，等. 麻醉科住院医师规范化培训导师制培养模式改革［J］. 中华医学教育探索杂志，2014，13(12):1264-1267.

［8］李琪英，程波，闵苏. 麻醉科住院医师规范化培训实践［J］. 中华医学教育探索杂志，2011，10(4):459-461.

［9］朱叶苇，宣燕，戴晓雯，等. 麻醉科住院医师规范化培训的临床教学实践与探索［J］. 医学教育研究与实践，2016，24(6):877-879.

［10］鞠辉，姚振海，冯艺. 中国与北美麻醉学住院医师培训制度的比较［J］. 中华医学教育杂志，2010，30(4):638-640.

［11］史成梅，王雪冬，李民，等. “导师制”在麻醉专业住培医师规范化培训中的应用［J］. 中国高等医学教育，2016，(8):23-24.

［12］袁小平，陈建宇，李勇，等. 多种教学法优化医学影像学课程教学体系的建立与评估［J］. 继续医学教育，2015，29(4):30-32.

［13］李秀楠，吴玉梅，付婷辉，等. PBL结合CBL教学法在住院医师临床思维能力培养中的应用［J］. 继续医学教育，

2013,27(7):32-34.

[14] 宋彬,边琪,徐晓璐,等. 多元化临床能力评估在住院医师规范化培训中的实践[J]. 中华医学教育杂志,2011,31(1):140-142.

[15] 国家卫生部医政司. 病历书写基本规范(2010年版)[M]. 北京:科学出版社,2010.

[16] 中国法制出版社. 处方管理办法[M]. 北京:中国法制出版社,2007.

[17] 刘进,于布为. 麻醉学(国家卫生和计划生育委员会住院医师规范化培训规划教材)[M]. 北京:人民卫生出版社,2015.

[18] 蒋珏,姜虹. 麻醉科住院医师规范化培训中重视医教研的全面发展[J]. 卫生职业教育,2014,32(9):146-147.

[19] 邹学军,简道林,杨刚. 超声引导周围神经阻滞技术在住院医师规范化培训中的应用[J]. 中国医学教育技术,2013,27(6):677-679.

[20] 朱俊超,白文娅,滕秀飞,等. 不同临床专业住培医师对规范化培训内容满意度的现状调查[J]. 中国医学教育技术,2017,31(1):90-93.

[21] 陆瑜,王德祥,王磊,等. 麻醉科住院医生规范化培训的重要性及思考[J]. 继续医学教育,2017,31(2):3-4.

[22] 龚亚红,李旭,赵晶,等. 麻醉学住院医师培训模式的构建与实施[J]. 中华医学教育杂志,2011,31(1):143-145.

[23] 程芳,林华赋,王远胜. CBL教学法在麻醉科非麻醉专业

住培医师规范化培训中的应用效果评价[J]. 中国继续医学教育,2016,8(29):1-3.

[24] 陈春玲,俞瑾,王江. 案例分析法在麻醉规培学生教学实践中的应用探讨[J]. 四川解剖学杂志,2016,24(1):67-68.

[25] 邓小明,姚尚龙,于布为,等. 现代麻醉学[M]. 4版. 北京:人民卫生出版社,2014.

[26] 盛卓人,王俊科. 实用临床麻醉学(第四版)[M]. 北京:科学出版社,2017.

[27] 王俊科,于布为,黄宇光. 麻省总医院临床麻醉手册(中文翻译版)[M]. 北京:科学出版社,2012.

[28] 郭曲练,姚尚龙. 临床麻醉学(高等医学院校麻醉专业本科教材,第3版)[M]. 北京:人民卫生出版社,2011.

[29] 邓小明,曾因明. 米勒麻醉学[M]. 7版. 北京:北京大学医学出版社,2011.